Thomas Hartl / Reinhard Hofer

Geheilt!

Wie Menschen den Krebs besiegten

Tatsachenberichte
von »unheilbar« Kranken

UEBERREUTER

Kontakt zu den Autoren
geheilt@gmail.com

ISBN 978-3-8000-7286-6

Covergestaltung: Ursula Kothgasser, www.koco.at
Coverfoto: © Silvia Gratzer

Druck: Druckerei Theiss GmbH, A-9431 St. Stefan i. L.
7 6 5 4 3 2 1

Ueberreuter im Internet: www.ueberreuter.at

Hinweis

Dieses Buch zeigt individuelle Wege von Menschen auf, die ihre Krebserkrankung nicht als Todesurteil hingenommen haben, sondern um ihre Gesundheit auf ihre ganz spezielle Weise gekämpft haben. Die enthaltenen Informationen wurden von den Autoren sorgfältig recherchiert und entstammen persönlichen Gesprächen mit Geheilten. Auch wurde Einsicht in die von den Interviewten vorgelegten medizinischen Unterlagen genommen. Zudem wurden Gespräche mit einigen involvierten Ärzten und Alternativheilern geführt. Trotz sorgfältiger Bearbeitung erfolgen sämtliche Angaben in diesem Buch ohne Gewähr. Eine Haftung der Autoren und des Verlages aus dem Inhalt dieses Werkes ist ausgeschlossen.

Die im Buch angeführten Fallgeschichten sollen dem Leser vor Augen führen, wie einzelne Menschen angesichts der Diagnose *Krebs* gehandelt haben. Das Buch ist aber kein medizinischer Ratgeber. Eine fachkundige medizinische Beratung und Behandlung ist bei Krankheitsverdacht unbedingt notwendig. Für eine korrekte Untersuchung und Diagnose ist es unerlässlich, einen Arzt aufzusuchen.

Inhalt

Vorwort

Krebs ist heilbar! Was für einige Ohren wie eine Provokation klingt, ist für die Menschen in diesem Buch Wirklichkeit geworden: Sie sind gesund. Vom Krebs geheilt. Obwohl ihnen manchmal nur mehr Wochen oder Monate Lebenszeit zugesprochen wurde. Heute, viele Jahre später, erfreuen sich genau diese Menschen mehr denn je an ihrem Leben.

»Geben Sie Hoffnung!« Dies sagte uns Erhard Freitag, als wir ihn für unser Buch interviewt haben. Hoffnung zu geben war auch das Motto und der Beweggrund für uns, es zu schreiben. »Das ist eine gute Idee!«, hörten wir immer wieder von Menschen, denen wir von unserem Projekt erzählten. Vielen in diesem Buch wurde eine schlechte Prognose gestellt, und trotzdem kam es anders. Erhard Freitag zum Beispiel hatte Krebs im Endstadium und war von der Schulmedizin aufgegeben. Das war vor 18 Jahren. Anderen erging es ähnlich. Hatten sie die richtigen Ärzte oder einfach das notwendige Glück? Sind es gar Helden?

Für einen an Krebs Erkrankten, seine Angehörigen und Freunde ist es gut zu wissen, dass es Geheilte gibt. Aktuell Betroffenen soll mit diesen Berichten Mut zugesprochen werden. Positive Berichte sind äußerst wichtig. Denn der Grad an Sensibilität ist bei Schwerkranken, bei Menschen, die um ihr Leben ringen, enorm erhöht. Die »guten« und die »schlechten« Nachrichten stürzen in nie gekannter Intensität auf einen ein. Ein aufbauendes Wort einer Krankenschwester, ein aufmunternder Blick eines Arztes kann den Patienten in den Himmel heben. Das Gegenteil in den Abgrund stürzen. Was können nun die Betroffenen selbst, was können Ärzte, was kann das Umfeld dazu beitragen, die Hoffnung und den Glauben zu stärken? Hinweise dazu findet man in diesem Buch genug.

Dem an Krebs Erkrankten sollen die Geschichten aufzeigen: Du bist nicht allein mit deiner Situation, mit deinen seelischen und körperlichen Schmerzen. Anderen ging es genauso wie dir. Diese Menschen entwickelten Kräfte, die sie vorher nie für möglich gehalten hätten. Und sie haben ihre Gesundheit wieder erlangt.

Dieses Buch berichtet über keine sogenannten Wunderheilungen. Es porträtiert Menschen, die um ihr Überleben gekämpft und die sich nicht aufgegeben haben. Sie geben uns teils intime Einblicke in ihr Leben. In ihr Leben vor der Krankheit, in ihren Kampf und ihr Leben heute.

»Eigentlich bin ich seit sieben Jahren tot.« Dieser Satz des ehemaligen Fußballprofis Jürgen Müller steht im Prinzip für einige Berichte in diesem Buch. Auch Ärzte stehen teilweise fassungslos vor ihren ehemaligen Patienten: »Was, die lebt immer noch?« Und die Schulmedizin muss eingestehen: »So einen Befund gibt es eigentlich nicht!«

Einige wurden aus heiterem Himmel mit der Diagnose Krebs konfrontiert, andere wiederum hatten schon gewisse Vorahnungen. Einige empfanden es als Todesurteil, sie wollten es kaum wahrhaben und begannen erst nach Überwindung des ersten Schocks ihren Kampf. Andere wiederum konnten die Krankheit sofort annehmen und suchten rasch nach Mitteln und Wege zurück zur Gesundheit.

Den porträtierten Personen geht es heute wieder gut, ihre Befunde zeigen normale Werte. Sind sie deshalb geheilt und gibt es eine Heilung bei Krebs überhaupt? Mancher Schulmediziner würde dieses Wort »geheilt« niemals in den Mund nehmen, auch wenn der ehemalige Patient schon mehr als 20 Jahre wieder gesund ist. Andere wieder haben da weniger Probleme damit. Als schulmedizinischer Maßstab gilt: Patienten gelten als geheilt, bei denen mindestens fünf Jahre lang keine Krebszellen mehr nachzuweisen sind. Sie haben Werte, als wären sie niemals krank gewesen.

Dieses Buch zeigt, wie Menschen mit der Diagnose Krebs umgegangen sind. Wie es ihnen ergangen ist, was sie medizinisch unternommen haben, ob und wie sie ihren Lebensstil geändert haben. Es ist jedoch kein medizinischer Ratgeber. Weder wollen noch können wir beurteilen, welche Wege die Besten sind, was erfolgversprechend ist und was weniger. Wir möchten jedoch aufzeigen, dass es nicht nur einen *einzigen* Weg gibt, den man gehen kann. Vor allem zeigen die hier präsentierten Menschen, dass man auch persönlich viel dazu beitragen kann, wieder gesund zu werden. Neben der ärztlichen Hilfe begaben sich die meisten der Befragten nämlich auch auf ihre persönliche Spurensuche zur Gesundheit. Jeder Bericht ist daher auf seine Weise ungewöhnlich, erstaunlich, nachdenkenswert und einzigartig. So wie jeder Mensch einzigartig ist.

Immer wieder hörten wir Sätze wie »So ein Buch hätte ich gut gebrauchen können, damals, als ich die Diagnose Krebs bekam.« Das Buch will anhand von Vorbildern, also mittels Geschichten von Menschen, die »es geschafft« haben, Mut machen. Erkrankte brauchen jede nur mögliche Unterstützung. Sie brauchen den Zuspruch, sie brauchen Bestärkung für ihren Weg, sie brauchen die Kraft ihrer Familien und Freunde.

Mit der Diagnose Krebs beginnt der Medizinbetrieb zu arbeiten. Vom Betroffenen werden schnelles Handeln und schnelle Entscheidungen verlangt. Für den Menschen, der von nun an in die Patientenrolle gedrängt wird, bleibt wenig Zeit zu überlegen, was er will und welche Behandlung er wählen soll. Die Ärzte kennen die neuesten Behandlungsmethoden, die besten Medikamente. Aber kennen sie auch die individuellen Bedürfnisse des Kranken, kennen sie sein Potenzial an Widerstands- und Selbstheilungskräften?

Dieses Buch bietet somit auch Denkanstöße für Mediziner. Es ist aus der Sicht des Patienten geschrieben und könnte vielleicht zu einem besseren Verständnis seitens der Ärzte beitragen. Haben wir auch mit dem Arzt Mitgefühl, der sich den ganzen Tag mit Krankheit beschäftigen muss. Der manchmal seinem berufsbedingten Pessimismus erlegen ist. Er tut, was er kann. Aber auch er weiß nicht alles, auch er ist nur ein Mensch.

Die vorliegenden Heilungsberichte handeln von Menschen, die den Glauben hatten, das scheinbar Unmögliche zu schaffen. Manchmal gegen alle Statistiken, Vorstellungen und Wissen der Ärzte. Mit dem Glauben geht der Wille zur Gesundung einher. Und die Hoffnung stirbt zuletzt. Leider wird genau die von manchen Ärzten von vornherein ausgeschaltet, indem sie dem Patienten den Stempel »unheilbar« aufdrücken. Aber welcher Arzt kann es heute noch vor seinem Gewissen verantworten, einem Krebskranken die Hoffnung zu nehmen? Warum sollte es nicht genau jener Patient sein, der das scheinbar Unmögliche schafft?

Um ihre Gesundheit wieder zu erhalten, gehen Erkrankte verschiedene Wege. Meist kombinieren sie mehrere Möglichkeiten: Schulmedizin, Homöopathie, Naturheilkunde, Vitamin- und Saftkuren, bis hin zu Autosuggestion, positivem Denken und Geistheilung. Garantien für Heilung gibt es nicht. Auf der anderen Seite gilt der Grundsatz: Wer heilt, hat recht. Oder auf den Patienten umgelegt: Wer gesund geworden ist, der hat recht — welchen Weg er auch gegangen ist. Niemand kann ihm diese Wahrheit, die er in seinem eigenen Leben, an seinem eigenen Körper erfahren hat, mehr wegnehmen.

Also: Heilung ist möglich. Und morgen fängt alles erst an.

Es liegt mir fern, die moderne Medizin und Chirurgie irgendwie herabzusetzen, ich hege im Gegenteil große Bewunderung für beide. Aber ich habe Blicke tun dürfen in die ungeheuerlichen Energien, die der Persön-

lichkeit selbst innewohnen, und in solche von außerhalb liegenden Quellen, die unter gewissen Bedingungen durch sie hindurchströmen und die ich nicht anders als göttlich bezeichnen kann. Kräfte, die nicht allein funktionelle Störungen heilen können, sondern auch organisch bedingte, die sich als bloße Begleiterscheinungen seelisch-geistiger Störungen herausstellten.

C. G. Jung

Lebenswege –
Unser Weg zur Heilung

Fürchte dich nicht!

Schwester Huberta Rohrmoser

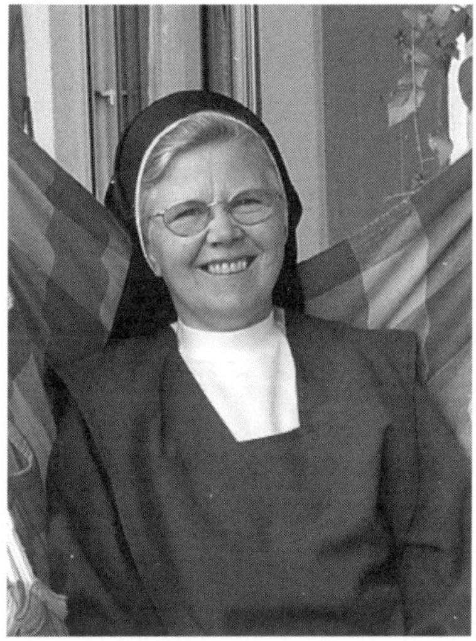

Es war der 1. April 2000, ihr Geburtstag. Sie wachte in der Früh auf und hatte ein Lied im Kopf: »Du führst mich hinaus ins Weite, Du machst meine Finsternis hell!« Der Text stammt aus einem Bibelpsalm. »Und da habe ich gewusst: Aufwärts geht's!«

»Wunderschön« sei dieser Geburtstag gewesen. Ein besonderes Geschenk ist ihr noch in guter Erinnerung. Im Laufe des Tages bekam sie von jeder Einzelnen ihrer Schülerinnen ein Glückwunsch-SMS. Das gab ihr zusätzlichen Auftrieb. Ihre Schülerinnen freuten sich einfach über die Genesung ihrer Lieblingslehrerin. Sie waren auch immer informiert über ihre Krankheit. »Da war ich immer ehrlich!«, sagt Schwester Huberta. Außer ganz am Anfang ihrer Erkrankung, »was mir aber nicht gut getan hat«. Damals, im Jahr 1987, erhielt sie die Diagnose »Brustkrebs«.

Theresia Rohrmoser (Huberta ist ihr Ordensname) wurde am 1. April 1947 auf einem Bergbauernhof im Salzburger Pongau geboren. Sie wuchs mit acht Geschwistern auf. Als sie zehn war, zog die Familie nach Oberösterreich. Mit 20 trat sie in den Karmeliterorden ein, genauer in den Orden der »Marienschwestern vom Karmel«. War es

Berufung? »Es war eine Entscheidung, die innerhalb von drei Tagen fiel«, erzählt Schwester Huberta. Ein »Tanzkittel« sei sie gewesen, kein Ball fand ohne sie statt. Innen drinnen spürte sie, dass es nicht das war, wo sie hinsollte. In einem Vortrag über Entwicklungshilfe erfuhr sie, dass es da noch etwas anderes gibt. Sie fasste den Entschluss, für drei Jahre ins Ausland zu gehen, um in einem armen Land zu arbeiten. Dann wollte sie zurückkommen, heiraten und Kinder kriegen. Doch es kam anders. Zur Vorbereitung auf den Auslandsdienst absolvierte sie Exerzitien in einem Kloster. Nach drei Tagen fiel die Entscheidung: »Ich werde Ordensfrau!«

Bei den Marienschwestern lernte sie die verschiedensten Tätigkeiten kennen, wie zum Beispiel im Krankenhaus zu arbeiten. Im Orden konnte sie auch die ganzen Schulbildungen nachholen, da sie bislang nur die Volksschule besuchen konnte. Als Erstes kam die Hauptschul-Externistenprüfung. Anschließend die HBLA samt Matura. »Mit 22 habe ich mit den 14-Jährigen die Schulbank gedrückt«, sagt sie. Dennoch fühlte sie sich sehr wohl in der Klasse. Schließlich folgte die Ausbildung in den verschiedensten Lehrämtern wie Deutsch, Englisch, Geschichte und Religion.

Ihr Orden ist nicht rein kontemplativ, sodass »nur« gebetet würde, sondern es ist »ein tätiger Orden«. Er betreibt Kneippkurhäuser, Kindergärten, Altenheime und eine Schule. An dieser Schule in Erla in Niederösterreich unterrichtet Schwester Huberta. Zahlreiche Zusatzausbildungen kann Schwester Huberta vorweisen. Ihr Spezialgebiet ist die Kommunikation, und sie betreut Menschen aus den verschiedensten Berufen in Einzel-, Team- und Gruppensupervision.

Den Knoten in der Brust entdeckte sie zufällig. Damals war sie 40. Der Hausarzt überwies sie sofort ins Krankenhaus. Gleich am nächsten Tag wurde sie operiert. »Es war wie ein Alptraum«, sagt sie heute. Da alles so schnell ging und sie keine Zeit zum Nachdenken hatte, konnte sie sich auch nicht auf den massiven Eingriff einstellen. Bei der Operation an der Brust wurden zusätzlich die Lymphknoten in der Achsel entfernt. Anschließend gab es Chemotherapie. Zwei Zyklen innerhalb von drei Wochen. Sie kam in eine Studiengruppe, die aus zwei Teilen bestand. Die eine Gruppe bekam eine »Chemo«, die andere nicht. Für sie fiel das Los auf Chemo. »Dann ist es mir wirklich schlecht gegangen.« Schlecht ging es ihr auch, weil sie keine Informationen bekam. Sie wusste nicht wirklich, was eine Chemotherapie ist, und es erklärte ihr auch niemand.

Damit ihr die Haare nicht ausfielen, setzte man ihr eine »Eiskappe« auf. Ein weiteres, traumatisches Erlebnis und etwas, das man heute Gott sei Dank nicht mehr macht. Richtiges, kaltes Eis wurde auf ihrem Kopf platziert. Gerade ihr, die sowieso immer so leicht fror. Nun zitterte sie wirklich vor Kälte. Niemals mehr würde sie heute so einer »Behandlung« zustimmen. Damals fragte sie keiner, ob sie das wolle oder nicht. Das und die ganze Situation im Krankenhaus lösten Angstzustände aus. Nach der ersten Chemo »grauste« ihr vor dem Essen. Ihre Erfahrungen in diesen Wochen hat sie niedergeschrieben. Der zweiseitige Text steht unter der Überschrift: »Fürchte dich nicht, Ich bin es! Ich bin bei dir!« Mit Gottvertrauen, der Grundlage ihres Lebens, konnte sie diese schwere Zeit überstehen.
Fast ein Jahr brauchte sie, um sich ganz zu erholen. »Ich habe sicher viel zu schnell wieder mit dem Arbeiten begonnen«, sagt sie heute. Zum Schulschluss bemerkte sie, dass ihr die Kraft ausging. Die Kontrolluntersuchungen fanden am Anfang alle drei Monate statt, später dann jedes halbe Jahr. »Da bin ich immer brav hingegangen!«

Nach zwölf Jahren: Lungenmetastasen

So ging es zwölf Jahre lang, zuletzt fand die Kontrolle nur einmal im Jahr statt. Alles war in Ordnung. Ende des Jahres 1999 bekam sie plötzlich eine Erkältung mit leichtem Husten. Intuitiv entschied sie sich für ein Lungenröntgen, das ihr vom Primar auch bewilligt wurde. Dabei wurden »Verschattungen« festgestellt, die anschließende Computertomografie zeigte zahlreiche, stark verstreute »Herde«. Sie waren so stark verstreut, dass eine Punktion (Gewebsprobe) nicht durchgeführt werden konnte. Für die Ärzte war die Sache dennoch klar: Krebs. Es wurde ihr gesagt, dass es für Brustkrebs typisch sei, dass Lungenmetastasen aufträten, oft noch nach vielen Jahren.

Also erneut Chemotherapie. Die vertrug sie relativ gut, der Erfolg war auch da: Die Schatten auf der Lunge wurden kleiner. Bei der zweiten Chemo ging es ihr wieder ganz schlecht, und die Behandlung zeigte so gut wie keine Wirkung. Die Metastasen blieben. »Heute bin ich der Überzeugung, dass die zweite Chemo sinnlos war«, sagt Schwester Huberta. Einige Wochen lag sie im Krankenhaus mit starken Fieberschüben. Woher das Fieber kam, fanden die Ärzte nicht heraus. »Draußen« sollte Schwester Huberta ein Seminar halten: »Loslassen und Vertrauen«. Dann schloss sie einen »Kuhhandel« mit Gott. In ihrem Kopf fixierte sie einen Termin, an dem sie aus dem Krankenhaus entlassen werden wollte. Damit ein weiteres Seminar stattfinden konnte. Zu der Zeit war sie auch »sehr lästig« zu den Ärzten. »Eine schwierige Patientin war ich eigentlich immer, weil ich mitgedacht habe«, erklärt Schwester Huberta. Erforderliche Untersuchungen hinterfragte sie konsequent, manche hielt sie für sinnlos und lehnte diese auch ab. Denn eines wusste sie immer: »Auch wenn ich mich ins Krankenhaus lege, ich lege meinen Verstand nicht ab!« Sie lehnte sogar fiebersenkende Mittel ab. »Ich hatte das bestimmte Gefühl, dass sich damals der Körper gegen die Chemotherapie gewehrt hat.«

Zu dieser Zeit begann sie mit der Behandlung bei Dr. Helmut Retzek, einem homöopathischen Arzt und Allgemeinmediziner, aus Vöcklabruck. Das war das erste Mal, dass sie zu einer alternativen Behandlung griff. Ursprüngliches Motiv war, die Chemotherapie besser zu verkraften. »Was ich so negativ finde, ist, dass dir kein Mensch sagt, wie du die Chemo gut überleben kannst«, kritisiert Schwester

Huberta. Auch ihr sagte es keiner, bis sie eine Mitschwester auf jenen Arzt hinwies. Dr. Retzek, der »klassische« Homöopathie anwendet, verschrieb ihr nicht nur das für sie entsprechende Mittel, sondern er arbeitete auch auf psychischer Ebene. Die Anamnese (Erstgespräch) dauerte beinahe drei Stunden. »Es war mir wichtig, dass es klassische Homöopathie ist, denn unter Homöopathie läuft ja so viel heutzutage!« Der Homöopath empfahl ihr zur Stärkung des Immunsystems außerdem auch Vitamine, Selen, Basenpulver und Ähnliches. Vom Essen her wurde ihr alles erlaubt. Sie aß auch alles, auf was sie »Gusto« hatte. »Da waren auch scharfe Würstel dabei!«, lacht sie. Das habe sie gebraucht, die Chemos hatten die Geschmacksnerven in Mitleidenschaft gezogen. Nachdem sie mit der Behandlung bei Dr. Retzek begonnen hatte, vertrug sie tatsächlich die Chemotherapien besser. »Heute rate ich Betroffenen dazu, sie sollten unbedingt etwas tun, um ihr Immunsystem zu stärken.« Insgesamt musste sie zwölf Chemotherapiezyklen über sich ergehen lassen. Wenn es ihr schlecht ging, konnte sie ihren Homöopathen jederzeit, auch privat, anrufen. Er bestärkte sie auch, die Chemos weiter zu machen. »Nach seiner Meinung würden in meinem Fall Schul- und Alternativmedizin gemeinsam die besten Ergebnisse erzielen«, sagt Schwester Huberta. Und tatsächlich: so wie sie es sich vorgenommen hatte, kam sie rechtzeitig nach Hause. Das Seminar konnte sie halten.

Nach drei Monaten erneut Kontrolle und dann der Schock: Die Metastasen in der Lunge waren bereits wieder gewachsen. »Aber jetzt war sogar der Primar erschrocken«, erzählt die 60-Jährige. Nicht einmal er hatte sich gedacht, dass die Metastasen wieder so schnell nachkommen würden. Dieses Mal lehnte sie die Chemotherapie ab. Überraschenderweise stimmte der Primar zu und man einigte sich darauf, einige Monate zuzuwarten. Schwester Huberta hielt weiterhin ihre Kurse ab. Von Dr. Retzek wusste sie, dass es eine Spezialklinik in der Schweiz gab, die hauptsächlich homöopathische Behandlungen durchführt. Sie entschloss sich, in der »Clinica Santa Croce« (siehe Anhang) in Therapie zu gehen. »Obwohl das ganz schön ins

Geld ging!« Gleichzeitig begann sie mit einer Obst- und Gemüsevitaminkur. Die Vitamine befanden sich in ebenfalls nicht ganz billigen Kapseln, von denen sie auf Anraten eines guten Vorsorgearztes gleich »eine Überdosis« nahm. Eine gute Freundin besorgte und besorgt ihr immer noch diese Kapseln. Unentgeltlich, aus Dankbarkeit. Schwester Huberta begleitet die ganze Familie spirituell. In der Klinik wurde ihr das gleiche homöopathische Mittel verschrieben, das sie auch von Dr. Retzek bekam. Damit hatte sie die doppelte Absicherung, dass es das für sie richtige Mittel war. »Den Aufenthalt in dieser Klinik habe ich sehr genossen!« Eingebettet in einer wunderschönen Gegend in der italienischen Schweiz und »ohne Krankenhauskluft«. Mit »netten Leuten« machte sie Ausflüge. Einmal am Tag war Visite und ein Einzelgespräch, der Nachmittag war frei. Daneben nahm sie ihre Vitaminkapseln und die homöopathischen Tropfen aus ihrer »Schüttelflasche«.

So einen Befund gibt es eigentlich nicht!

Wieder vergingen drei Monate. Bei der Kontrolle im Krankenhaus wird das Unglaubliche festgestellt: Die Metastasen in der Lunge waren zurückgegangen. Das war im September 2000. »Das machte mich natürlich sehr glücklich!« Sie ging mit dem Vorhaben hin, auf keinen Fall mehr einer Chemotherapie zuzustimmen. Auch wenn der Befund eine Verschlechterung gebracht hätte. Damals machte sie auch ihre letzte Computertomografie, nachher ließ sie von ihrer Lunge nur mehr Röntgenaufnahmen machen. Und auf diesen war nichts Ungewöhnliches mehr zu sehen. Bis heute nicht. Sie glaubt, dass der Primar etwas daraus gelernt habe. »Nämlich, dass man nicht immer so schnell radikale Sachen machen soll.« Er habe eine gewisse Gelassenheit entwickelt. Und er stimmte ihrem Anliegen zu, dass sie keine Computertomografie mehr machen wollte, denn die Strahlenbelastung ist viel stärker als beim normalen Röntgen. Vor allem bei den jungen Ärzten beobachtete sie, dass es diesen nie schnell genug mit der Chemotherapie gehen konnte. Dem Primar, der mittlerweile in Pension gegangen ist, bescheinigt sie also Lernfähigkeit. Er sei ein »eher trockener Typ« gewesen, der sich im Umgang mit den Patienten eines Psychologen bedient hat. »Das habe ich sehr gut gefunden.« Das Letzte, was er ihr sagte: »Sie haben einen Befund, den es eigentlich nicht geben kann!« Die Schulmedizin steht vor einem Rätsel. Dass solche Lungenmetastasen verschwinden und seit sieben Jahren nicht mehr aufgetaucht sind, ist eigentlich unmöglich.

Meditation war wichtig für den Heilungsprozess

Meditation ist ihr Lebensthema. Begonnen hat es mit Bibelmeditationen, dann kam der meditative Tanz hinzu, der ihr nach wie vor große Freude bereitet. Meditativer Tanz: langsamer Tanz zu klassischer Musik und zu Musik aus verschiedenen Kulturen: griechisch, rumänisch, israelisch, Taizé-Gesänge. Ruhige und spirituelle Musik mit einem einfachen Motiv, das immer wiederholt wird. »Dieser Tanz bringt die Menschen sehr in die Gegenwart«, sagt Schwester Huberta, »es ist ein entspanntes und gleichzeitig hellwaches Da-Sein.«

Als sie Krebs bekam, ist ihr eine neue Form der Meditation »zugefallen«: Die kontemplative Meditation: Noch mehr Stille, noch tiefer in sich gehen. Es wird nichts gesprochen, nur der Name »Jesus« wird zum Ausatmen innerlich immer wiederholt und dem Klang des Namens nachgelauscht. Seit Jahren praktiziert sie diese Form der Kontemplation, seit mehr als zehn Jahren begleitet sie Menschen auf diesem Weg. In den zehntägigen Seminaren ist durchgehendes Schweigen oberstes Gebot. Es gibt auch keine Musik. Nur einmal am Tag kommt man zu einem persönlichen Gespräch mit der Seminarleiterin. »Meditation war für meinen Heilungsprozess ganz wichtig«, erklärt sie.

Seit vielen Jahren meditiert sie täglich. Dazu steht sie früh auf, was ihr leicht fällt, denn sie ist ein Morgenmensch. »Sobald ich aus dem Bett steige, bin ich hellwach!« Nicht dass das Aufstehen so lustig wäre, aber wenn sie es geschafft hat, setzt sie sich sofort zur Meditation. »Im Pyjama.« Auch damit sie sonst niemanden stört in ihrer Umgebung, der noch schläft. Dann wird eine Stunde meditiert. Andere Mitschwestern meditieren lieber am Abend.

Heute bietet sie einerseits Kontemplation, andererseits Seminare zu den verschiedensten Themen an, die meditativ »bearbeitet« werden.

60 Jahre ist sie nun alt und macht einen jugendlichen und lebendigen Eindruck. Körperübungen, als Teil ihrer Seminare, verhelfen ihr zu einer ungewöhnlichen Beweglichkeit. Die schwierigsten Übungen bringt sie zustande, »und das in meinem Alter, das taugt mir!« Nicht als Gymnastik führt sie das Training aus, sondern als Aufmerksamkeitsübung. Damit lerne man »bewusst im Leibe zu sein«. Sie fühlt eine »Dankbarkeit für ihren Leib und was man mit dem alles vollbringen kann«.

Seit sieben Jahren geht es ihr nun ausgezeichnet. Keine Metastasen, kein Krebs, keine Krankheit. Stattdessen Aktivität, Leute in ihrem Leben begleiten. Die von ihrem Homöopathen verschriebenen »Globuli« (homöopathische Kügelchen) nimmt sie weiter. Ebenso wie die Vitaminkapseln. »Nachdem es sich bewährt hat, mache ich das alles weiter«, sagt Schwester Huberta. Da unsere tägliche Nahrung meistens sehr mangelhaft ist, scheint also Vitaminzufuhr essenziell zu sein. Sie lebt in einer Gemeinschaft und kann sich das Essen auch nicht immer aussuchen. »Obwohl wir im Orden erstklassige Nahrungsmittel verwenden, weiß man ja doch nicht immer, was diese tatsächlich enthalten.« Ansonsten hält sie es mit ihrem Hausarzt, der sagte: »Gute, gemischte Kost ist die beste Voraussetzung für Gesundheit!« Sie isst gerne Mehlspeisen, nur nach der ersten Chemo hat sie diese weggelassen. »Wegen dem Feinmehl!« Das Resultat war, dass sie viel abgenommen hat. Seitdem isst sie wieder »normal«, und das

Gewicht hat sich stabilisiert. »Ich esse grundsätzlich mit Genuss, mit allen Sinnen. Und mit Dankbarkeit«, lächelt Schwester Huberta. Das Segnen des Essens vor der Nahrungsaufnahme sei ganz wichtig und werde im Orden praktiziert. »Und das hat alles seinen Sinn!« Sie begleitet auch eine Fastengruppe spirituell, wo Essen bewusst zelebriert wird.

Derzeit macht sie einmal im Jahr ein Lungenröntgen und eine Mammografie. Wenn die Mammografie unklar ist, dann wird immer eine Ultraschalluntersuchung gemacht. »Das nächste Mal muss ich fragen, ob ich gleich Ultraschall machen kann. Da würde ich mir nämlich die Mammografie ersparen!«

Das Schlimmste während ihres Krankenhausaufenthaltes war das Gefühl des Isoliertseins. »Auf einmal gehörst du nicht mehr zur normalen Bevölkerung!« Entmündigen ließ sie sich jedoch nie. Sie war eine unbequeme Patientin. »Ich will selber denken, und ich kann selber denken!« Sie wollte immer alles wissen, über Untersuchungen, warum und zu welchem therapeutischen Zweck sie durchgeführt werden. »Es geht um mich, und da will ich nicht, dass alle Entscheidungen über meinen Kopf hinweg gefällt werden!«

Und warum wurde sie eigentlich krank, die immer fröhliche und tatkräftige Frau? »Ich weiß schon, dass ich vorher eine schwerere Zeit hatte«, sagt sie heute. Und sieht auch einen gewissen Zusammenhang mit ihrer Erkrankung. Vehement wehrt sie sich aber gegen Schuldzuweisungen. »Dass einem irgendwelche Leute verkünden, dass man ja selbst schuld an der Krankheit sei. Da bin ich ganz entschieden dagegen!« Das sei Gemeinheit dem Kranken gegenüber, der mit seiner Krankheit genug zu tun habe. Krankheit sei eine Realität und gehöre zu unserer Vergänglichkeit. »Gutmeinende« Menschen schenkten ihr damals Bücher, in denen genau aufgelistet war, warum verschiedene Krankheiten entstehen und wo man selber schuld ist. Am schlimmsten sei es, wenn man sogar einem anderen, einem »bösen«

Menschen die Schuld zuschiebe. »Das ist für mich das Negative an der Esoterikwelle.«

Sie hat einen anderen Zugang zu diesem Thema. Nicht die Frage »Warum?«, sondern »Wozu?« liegt ihr am Herzen. Nicht auf die Vergangenheit fixiert sein, sondern in die Zukunft blicken. Zu fragen: »Wie gehe ich damit um?« Ihr selbst half die Krankheit zum Beispiel, sich nicht mehr von der Schule, an der sie unterrichtet, so sehr einspannen zu lassen. Es machte ihr zwar immer Spaß, aber sie wollte noch mehr mit der Meditation arbeiten. In ihren Meditationsseminaren trifft sie hauptsächlich auf Erwachsene mit ihren vielfältigen Problemen. Die Krankheit hat ihr geholfen, weniger Stunden in der Schule zu arbeiten, denn sie erkannte, dass sie das alles nicht mehr schaffen würde. Jetzt konnte sie ihr Augenmerk auf das legen, was ihr noch mehr Freude macht. Das ist die Meditation.

Für das Vertrauen entschieden

Etwas Entscheidendes geschah in der Schweizer Homöopathieklinik: »Ich habe mich da ganz bewusst für das Vertrauen entschieden!« Es ist ihr richtig »aufgegangen«, und zwar beim Meditieren, dass das Vertrauen ein Gefühl ist, das sich automatisch einstellt, wenn es einem gut geht. »Aber Vertrauen kann auch eine Grundhaltung sein, für die ich mich bewusst entscheide. Das Vertrauen, dass alles gut wird.« Genau das hat sie getan. Ohne dabei negative Gefühle zu verdrängen. Wie zum Beispiel Misstrauen und Angst. Sie malte ein Bild mit Regenbogenfarben und der alles dominierenden Farbe Grün, der Farbe des Vertrauens und der Hoffnung. Mit großer Schrift schrieb sie darüber: »Ich habe mich für das Vertrauen entschieden!« Im religiösen Sinn haben Glaube und Vertrauen für sie die gleiche Bedeutung.
Auch schon in der Morgenmeditation vor ihrem allerersten Krankenhausaufenthalt hatte sie eine »Eingebung«. Es war der Satz »Fürchte

dich nicht, Ich bin es!« Da wusste sie, auch wenn es Krebs ist, es ist nicht das Ende. Vor der ersten Operation war sie vollkommen ruhig. »In dieser Gottesbeziehung liegt eine große Kraft!« Und es sei ein Geschenk, zu wissen, dass unsere Existenz über dieses Leben hinausgeht. Was einem aber nicht alle Ängste, die damit zusammenhängen, nehmen könne.

Gibt es etwas, was sie gelernt hat durch ihre Krankheit? Was hat sich verändert, worauf achtet sie? »Krebs verändert das Leben, man lebt viel bewusster!« Eingedenk dessen, dass sie zum Beispiel während der Chemotherapie nicht schlafen konnte, wacht sie heute in der Früh auf und bedankt sich bewusst: »Ach, was habe ich heute gut geschlafen. Danke!« Oder das Gefühl, ohne Schmerzen zu sein. Das ist alles nicht mehr so selbstverständlich. Eine positive Lebenseinstellung hatte sie aber immer. Für dieses »Talent« ist sie auch sehr dankbar.

Dass sie trotzdem erkrankt ist, lässt also kaum auf eine »Krebspersönlichkeit« schließen. Sehr wohl glaubt sie aber, dass Vererbung eine Rolle spielt. Ihre Mutter starb an Brustkrebs. Sie war genauso alt wie die Tochter bei der Diagnose: 40. Dennoch hat sie nie ernsthaft daran gedacht, dass auch sie einmal Krebs bekommen würde. Die Entdeckung des Knotens geschah »zufällig«, aber an den Zufall im herkömmlichen Sinn glaubt sie nicht. »Aber ich glaube, dass uns die Dinge zufallen, und das hat sehr wohl etwas mit Gott zu tun!« Lieber ist ihr daher das Wort »Fügung«.

Heute kann sie viele Sachen verstehen, die sie früher nicht verstanden hätte. Zum Beispiel die Angstzustände bei einer Chemotherapie und vieles andere mehr. Dieses Wissen kann sie in ihrer Tätigkeit der geistlichen Begleitung anwenden. Denn es begegnen ihr genug Menschen, die von Krankheit betroffen sind.

Sie zählt noch weitere Komponenten ihres Heilungsprozesses auf: Das Interesse der anderen Leute, dass man das Gefühl hat, man wird von anderen Menschen geschätzt und geliebt. Das ehrliche Interesse der Leute, dass man gesund wird. Viele sagten: »Ich bete für dich.« Die Mitschwestern schlossen sie täglich in der Messe in ihre Fürbitten ein. Es hat ihr geholfen, in einer funktionierenden sozialen Gemeinschaft zu leben. »Ich erlebte bewusst, dass mich ein absolut sicheres Netz auffängt.« Die Unterstützung ihrer Mitschwestern, gemeinsam leben, sich gemeinsam freuen. Zum Beispiel, als sie mit ganz jungen Mitschwestern im Winter Langlaufen ging. Mit der Ordenstracht und einfach zum Spaß. »Was haben wir gelacht!« Wie eine große Familie empfindet sie ihre Ordensgemeinschaft. »Da bin ich schon sehr privilegiert!«

Eine starke Erfahrung war auch eine neue Beziehung zur Natur. Eine Woche hindurch erlebte sie im Krankenstand ganz intensiv den Frühling, wie alles wächst und blüht. »Natur mit allen Sinnen zu erleben«, das gehört für sie zum größten. Auch an einer »Systemischen Familienaufstellung« nahm sie teil. Die brachte ihr ebenfalls einige Erkenntnisse. Zum Beispiel, dass sie viel zu viel und viel zu früh Verantwortung übernahm. Dort konnte sie auch symbolisch den Brustkrebs ihrer Mutter zurückgeben, genauso wie die große Verantwortung. Danach hatte sie ein gutes Gefühl. »Das sollte man aber nur bei einem sehr guten Familienaufsteller machen!«

Ein Arzt empfahl ihr, jeden Tag eine halbe Stunde spazieren zu gehen. Diesen Rat befolgt sie nach wie vor. Der Körper bekomme in dieser halben Stunde die Chance, alle Stresshormone abzubauen. Auch »gekneippt« wird, Kneippen stärke die Immunkraft, durch die Behandlung mit kaltem Wasser zum Beispiel. Die »Fünf Säulen« des Kneippens beinhalten auch alles, was für die Gesunderhaltung des Menschen wichtig ist: Bewegung, Wasser, Ernährung, Kräuter und Lebensordnung. »Kneippen und Meditieren« heißt folglich auch eines ihrer Seminare. »Das passt wunderbar zusammen!«

Heilungschancen? Bei Ihrem Befund?

So wie jeder Patient hat Schwester Huberta gute und schlechte Erfahrungen mit Ärzten gemacht. Nachdem die Metastasen in der Lunge gefunden wurden, wurde sie von einem Arzt gefragt, ob sie die schwächere oder die stärkere Chemo machen wolle. Aber wie sollte sie das als medizinischer Laie entscheiden können? Also fragte sie ihn: »Mit welcher Chemo ist die Heilungschance am größten?« Worauf sie der Arzt ungläubig ansah und zurückfragte: »Heilungschancen? Bei Ihrem Befund?« Die Aussage traf sie ins Mark: »Ich glaubte, mich haut es in den Boden hinein!«. Sie erkannte, dass er sie schon abgeschrieben hatte. Das kritisiert sie. »Nämlich dass Ärzte Prognosen stellen und dem Patienten eine Vorgabe geben, wie lange er noch zu leben hat.« Die Ausbildung der Ärzte werde dem »psychischen Faktor« kaum gerecht. Da fehle sehr viel, was sie im Umgang mit Menschen, die in Extremsituationen sind, noch lernen könnten.

Wenn sie einmal diesem Arzt wieder begegnen sollte, will sie ihm zeigen, wie gut es ihr geht. Und ihm lachend und ohne Groll einen Satz zuwerfen: »Ich bin sehr glücklich und dankbar für die Heilung, denn ich lebe sehr gerne!«

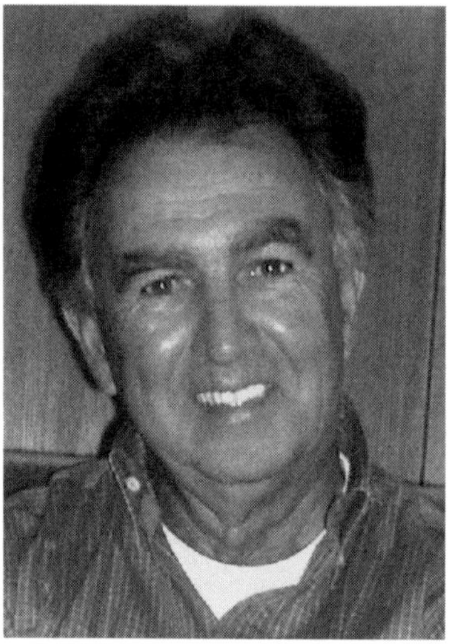

In drei Monaten war ich gesund!

Erhard Freitag

Der totale körperliche Zusammenbruch. Die Einlieferung ins Krankenhaus mit Blaulicht um drei Uhr früh. Schonend brachte man ihm bei, dass er Krebs im Endstadium hatte. Der ganze Körper war voller Metastasen. Für den Professor einer Münchner Klinik war die Sache gelaufen. Den Angehörigen erklärte er, dass er nichts mehr tun könne, es sei aussichtslos. »Und in drei Monaten war ich gesund!« Erhard Freitag lächelt beinahe schelmisch, als er das sagt. Seine Erkrankung ist nun 18 Jahre her, und er erfreut sich bester Gesundheit. Für die Schulmedizin ist das ein Rätsel. Für andere ein Wunder. »Kein Wunder«, sagt Erhard Freitag. Die »Anwendung geistiger Gesetzmäßigkeiten« habe ihn gesund gemacht. Was nichts weniger heißen soll, als dass er sich selbst geheilt hat.

Erhard Freitag war auch vor seiner Erkrankung und der unglaublichen Heilung kein Unbekannter, im Gegenteil. Als Bestsellerautor und »erfolgreichster Therapeut Europas«, manche sagen sogar der Welt, kannte man ihn. Während »normale« Therapeuten meistens alleine arbeiten und sich nicht einmal eine Sekretärin leisten können, hatte Erhard Freitag gleich fünf davon. Zusätzlich arbeiteten 35 Therapeu-

ten in seinem »Institut für Hypnoseforschung«. Die Presse feierte ihn als Wunderwuzzi und verhalf ihm zu einem hohen Bekanntheitsgrad. Seine Behandlungsmethode war und ist »die Beeinflussung des Unterbewusstseins mit positiven Suggestionen«. In seinen Büchern steht, dass man damit praktisch alles erreichen kann: Gesundheit, Wohlstand und ein in jeder Hinsicht glückliches Leben.
»Die Presse hat die Macht, sie spült einen jahrelang hoch, und irgendwann ist es dann interessanter, ihn kaputt zu machen«, resümiert Erhard Freitag heute. Die Medien leben von Geschichten, wie sie das Leben von Erhard Freitag schrieb. Das mit der Presse sieht er entspannt, im persönlichen Gespräch vermittelt er den Eindruck, dass ihn nichts und niemand aus der Ruhe bringen kann. Mit seiner tiefen und sanften Stimme, mit der er auch seine CDs bespricht, erzählt er von seinem Leben. Seine Tonträger, mit Titeln wie »Selbsterkenntnis« oder »Bewusst leben«, enthalten Botschaften, sogenannte »Subliminals«, für das Unterbewusstsein.

Der Erfolg war tatsächlich enorm. Die Bücher erreichten Millionenauflagen, sein Institut wurde von den Menschen überrannt. Und es kam eine Zeit, in der er sehr angegriffen wurde. Kritiker nannten ihn einen »Trittbrettfahrer und großen Abcasher der Esoterikszene«. Erhard Freitag zitiert bei diesem Thema gerne Franz Josef Strauss, den ehemaligen bayrischen Ministerpräsidenten: »Leute, was wollt ihr? Hauptsache, man redet über mich!« Nicht der Politiker, sondern diese Mentalität gefällt Erhard Freitag. Immer im Gespräch bleiben. Was nicht nur für Politiker, sondern auch für Autoren äußerst wichtig ist.
Erhard Freitag hat mittlerweile seine Wirkungsstätte in die Schweiz verlegt. Seine Praxis ist kleiner geworden, er selbst macht nur mehr »ein Gespräch am Tag«. Er liest sehr viel, führt gute Gespräche mit Freunden. Und manchmal trifft er sich mit einer größeren Gruppe, so wie an jenem Wochenende im oberbayrischen Inzell. In vier Seminartagen lösen die Teilnehmer ihre eigene »Lebensproblematik« auf. Über Suggestionen und Affirmationen, unter Anleitung von Erhard Freitag, wird das Unterbewusstsein davon informiert, was man tatsächlich will.

Erhard Freitag hat sich immer schon für Menschen interessiert und sie beobachtet. Menschen waren für ihn ein Rätsel. Irgendwann fragte er sich: »Warum sind Mensch so, wie sie sind, warum sind die einen freundlich, die anderen unfreundlich, die einen erfolgreich und die anderen erfolglos, die einen gesund, die anderen krank? War das alles Zufall?« Darauf hatte er keine Antwort. Von seiner Umgebung bekam er nur Schulterzucken und die Auskunft: »Nichts Genaues weiß man nicht!« Seine Neugierde wurde immer größer. Irgendwann wurde ihm ein Buch von Dr. Joseph Murphy empfohlen. Dr. Murphy war damals der bekannteste Vertreter des »Positiven Denkens«. Sein Buch »Die Macht ihres Unterbewusstseins«, das 1962 erschienen ist, war der große Renner. Zentrale Aussage des Juristen und Theologen Murphy ist es, dass der Mensch mittels »wissenschaftlicher Gebete« (Affirmationen und Autosuggestionen) Einfluss auf sein Unterbewusstsein nehmen könne, um das gesamte Leben in eine positive Richtung zu lenken.

Dort fand Erhard Freitag endlich die Antwort auf alle seine Fragen. Von dieser, für ihn vollkommen neuen Lehre fasziniert, reiste er 1974 nach Amerika, um Dr. Murphy persönlich kennenzulernen. Das Zusammentreffen blieb nicht ohne Folgen. Nach nur fünf Minuten fragte er Dr. Murphy, der zuvor noch nie in Europa gewesen war, ob er mit ihm dort auf Tournee gehen will. Dr. Murphy lachte und sagte: »Okay, arrange it!« Die Tournee wurde ein großer Erfolg und Dr. Murphy sein Lehrer und väterlicher Freund. Ein ganz einfacher und humorvoller Mensch ohne irgendwelche Allüren sei Dr. Murphy gewesen. Gemeinsam gingen sie in die besten Restaurants, und überall lernte Erhard Freitag von seinem Mentor. Dr. Murphy ließ das Essen stehen und aß lediglich trockenes Brot und trank ein Glas Wasser. Zum Schluss kippte er einen doppelten Whisky, rauchte sich eine dicke Havanna an und erzählte Witze. Dr. Murphy wurde zu seinem Vorbild. Er hatte dieses absolute Gottvertrauen und er praktizierte diese bedingungslose positive Lebenseinstellung, die der Amerikaner auch in seinen Büchern anschaulich beschrieb. Wenn etwas auf der

Tournee nicht so reibungslos verlief, hatte Dr. Murphy dafür keine Ohren und ist völlig darüber hinweggegangen. Das Negative hat er nicht zur Kenntnis genommen. »Und das ist gut, so sollten wir es ja alle machen!«, sagt Erhard Freitag. Erhard Freitags erstes Buch »Kraftzentrale Unterbewusstsein« wurde zum Verkaufserfolg. Mittlerweile gibt es zwölf Bücher von ihm, die in 16 Sprachen übersetzt wurden. In Kürze kommen Hebräisch und wahrscheinlich sogar Arabisch hinzu. Sollte er im arabischen Sprachraum verlegt werden, wäre das Pionierarbeit. Diese Art von Literatur gibt es dort noch gar nicht. Wie sich seine Bücher mit der islamischen Kultur und Religion verträgt, wird sich herausstellen. Waren doch sogar in unserem Kulturkreis Konflikte vorprogrammiert.

Plötzlich war ich im Endstadium

Der große Einschnitt kam im Jahr 1989. Erhard Freitag fühlte sich schwer krank, und er war es auch. Von einem Tag auf den anderen ging es ihm ganz schlecht. Darum spricht man bei Krebs wohl auch von einer »heimtückischen Krankheit«. Wenn er entsteht, verursacht er keine Schmerzen. Auch bei Erhard Freitag traten keine Vorzeichen auf, er merkte nichts. »Und plötzlich war ich im Endstadium.« Vier Wochen zuvor hatte er sich noch durchchecken lassen. Die Ärzte bescheinigten ihm beste Gesundheit, allerdings wurde auch auf Röntgen- und Ultraschalluntersuchung verzichtet. Und jetzt die niederschmetternde Diagnose: Non-Hodgkin bzw. B-Zellen-Lymphom. Die Krebszellen hatten sich bereits im ganzen Körper angesiedelt. Laut Statistik befand er sich drei bis vier Wochen vor dem Exitus. Die Schulmedizin konnte und wollte nichts mehr unternehmen. »Einer der Bestbezahltesten unter den Ärzten hatte sein Latein nicht richtig gelernt, denn er war damit am Ende«, sagt Erhard Freitag. Er wurde zum Sterben nach Hause geschickt.

Dieses Todesurteil zu akzeptieren, kam ihm jedoch nicht in den Sinn. Zuviel wusste er von der Macht des Glaubens und von der »Kraftzentrale Unterbewusstsein«. Nicht als Schock, vielmehr als »Schuss vor den Bug« empfand er damals die Diagnose. Jetzt musste er etwas tun und vor allem beweisen, dass das, was er gesagt und geschrieben hatte, auch stimmt. »Ich war ja praktisch unter Zugzwang. Vielleicht war es auch eine Prüfungsaufgabe, mein Gesellen- oder Meisterstück.« Er wechselte das Krankenhaus und ging in eine alternative Klinik. »Dort wurde ich von Dr. Douwes behandelt, einem Arzt, wie er im Bilderbuch steht, der sich Zeit nimmt und wirklich auf die Patienten eingeht und ihnen Vertrauen vermittelt.« Dr. Friedrich Douwes ist heute ärztlicher Leiter der »Klinik St. Georg in Bad Aibling«. In dieser Klinik (siehe Anhang) im alten oberbayerischen Heilort werden Patienten mit »Integrativer Krebstherapie« behandelt, einer individuell auf den Patienten zugeschnittenen, ganzheitlichen Methode. Und obwohl ihm die Schulmediziner sagten, es habe keine Zweck, ließ sich Erhard Freitag auf eine Chemotherapie ein. Damit ließ er es aber bald sein, denn »die Nebenwirkungen waren grauenhaft«. Erhard Freitags Therapie war ab nun eine ganz spezielle, auf ihn selbst abgestimmte Therapie. Er erinnerte sich an eine Geschichte, die ihm Dr. Joseph Murphy einmal erzählt hatte. Dieser hatte in seiner Jugend Hautkrebs, was früher noch mit hochgiftigem Quecksilber behandelt wurde. Dr. Murphy ging zu einem Pfarrer, der ihm seine Taschenuhr zeigte und fragte: »Wo gehst du hin, wenn die Uhr kaputt ist?« Er antwortete: »Natürlich zu dem, der sie gemacht hat«. »Und wer hat deinen Körper gemacht?« – »Der liebe Gott!« – »Dann geh doch hin und rede mit ihm und sage ihm, dass dein Körper nicht in Ordnung ist, und bitte ihn um Hilfe!«

Ein Heiligenbild von sich selbst

Erhard Freitag redete nicht nur mit Gott, sondern holte sich auch seine Therapeuten in die Klinik. Er hatte ja damals genug davon. Gemeinsam begannen sie nach den seelischen Ursachen seiner Erkrankung zu suchen. Sie analysierten und philosophierten, was Krebs im Allgemeinen und für ihn im Besonderen zu bedeuten habe. Er visualisierte und imaginierte weiße Ritter auf weißen Pferden, die gegen schwarze Ritter auf schwarzen Pferden kämpften. Die weißen Ritter symbolisierten die weißen Blutkörperchen, die sogenannte Polizei oder das Immunsystem des Körpers. Er versetzte sich stundenlang in einen Bewusstseinszustand, in dem er glauben konnte, bald wieder gesund zu sein. Er reinigte geistig sein Unterbewusstsein von Altlasten, wie Groll, Wut und Ärgernissen. Seiner religiösen Einstellung entsprechend kommunizierte er mit Gott. Es war ein über Tage nicht enden wollender Dialog des Geschöpfes Erhard Freitag mit seinem Schöpfer. Er lernte innere Bilder zu sehen und projizierte sie in die Zukunft, sah, wie er völlig gesund Ball spielte und nahm diese Bilder mit in den Schlaf. »24 Stunden täglich« arbeitete er an sich selbst. Wochenlang hörte er seine eigenen Subliminal-Kassetten. Er entwarf ein »Heiligenbild« von sich selbst, gelobte ein besserer Mensch zu werden und erreichte schließlich eine »grundlegende innere Wandlung«. Nach drei Monaten war auch der Körper wieder heil. Die Metastasen waren weg, das faustgroße Geschwulst im Bronchialbereich, dass das Atmen schwer machte, wurde kleiner und kleiner. Das Unglaubliche geschah: Die Selbstheilungskräfte des Körpers wurden angeregt und brachten den Körper wieder in Ordnung.

Erhard Freitag ist nicht nur ein spiritueller, sondern auch ein technikbegeisterter Mensch. Zu seinen Hobbys zählt er neben »gute Gespräche mit spirituellen Menschen führen« und »über Gott und die Welt philosophieren« auch die Astrophysik. Er ist Hobbyfunker und Pilot und hat »viel Spaß am Computer«. In der Zukunft sieht er eine phantastische Welt mit großartigen Möglichkeiten auf uns zukommen. »Ich bin neugierig, ich möchte wissen, wie zum Beispiel ein Blatt entsteht, welche Matrix steht da dahinter?« Sein Hauptaugenmerk gehört aber nach wie vor der »Transpersonalen Psychologie« und der »Kraft der Gedanken«.

Gedanken lösen chemische Vorgänge aus

Wie sieht eine naturwissenschaftliche Erklärung aus? Für Erhard Freitag ist die Wirkungsweise klar: Gedanken lösen biochemische Vorgänge aus, die Botschaften des Gehirns durch den Körper senden. Sterben oder Leben, die Information gelangt in die Zellen, die Zellen reagieren darauf. »Wer genesen will, kann lernen, sich über die guten Gründe klar zu werden, um deretwillen es sich lohnt, am Leben zu bleiben.« Die amerikanischen Krebstherapeuten Carl und Stephanie Simonton (siehe Literaturhinweise) haben schon in den 70er Jahren mit der praktischen Anwendung dieser Theorie bei Krebspatienten begonnen. Sie erzielten bei den Patienten ihrer Klinik mit Meditation, Visualisierungsübungen, positivem Denken und einer spirituellen Lebensführung eine Verdoppelung der Lebenserwartung. Das Immunsystem wird angeregt, mit den wuchernden Krebszellen fertig zu werden. Dieses Wissen ist für Erhard Freitag essenziell. »Die Erkenntnis, dass zwischen dem Immunsystem und dem geistig-emotionalen Leben eines Menschen eine enge Verbindung besteht, ist für den Umgang mit Krebs von lebenswichtiger Bedeutung.«

Wo sieht Erhard Freitag die Ursachen für eine Krebserkrankung? »Krebs ist eine depressive Erkrankung, die Grundlage ist immer die gleiche, nämlich die Angst.« Damit einher gehe ein »Ich-Verlust durch Anpassung um jeden Preis« und der oft unterschwellige Wunsch zu sterben. Einige Jahre vor Beginn der körperlichen Symptome gebe es oft ein schicksalhaftes, negatives Erlebnis, das nicht verarbeitet zu einem Trauma ausartet. Als Resultat von Unterdrückung und Schuldgefühlen und nicht gelebter Liebe kommt es zur Ansammlung von frustrierenden Gedanken und Unlustgefühlen. Nach langer destruktiver Lebenseinstellung, seelischen Verletzungen und anhaltender Traurigkeit fühlt sich der Mensch elementar unverstanden. »Krebs kann aus zehn bis zwanzig Jahren Mund halten entstehen. Die Krankheit ist Symbol für den Zeitgeist, der Anpassung um jeden Preis.«

Die Akkumulierung negativer seelischer Energie zog sich bei ihm selbst über zehn Jahre, weiß Erhard Freitag heute. Den Boden dazu bereitete eine »schwierige Ehe«. Er, der nie gesundheitliche Probleme hatte, der erfolgsverwöhnte Therapeut, wurde krank. Und das trotz positivem Denken? Wurden möglicherweise frühe Symptome damit überspielt, nicht wahrgenommen? »Mag sein, dass das positive Denken da etwas überdeckt hat und der Krebs sich so ausbreiten konnte.« Erhard Freitag ist dennoch von der Heilungsmöglichkeit durch geistige Kraft überzeugt, weil er sie am eigenen Leib erlebt hat. »Der Mensch hat von Gott eine Schöpferkraft mitbekommen. Die Gedanken, gepaart mit dem Glauben eines Menschen sind schöpferisch.« Er fühlte sich nicht als Opfer. In seinen Büchern schreibt er, dass die Menschen »Täter« sind. Der Mensch hat die Verantwortung sich selbst gegenüber. Nicht irgendetwas Außenstehendes, sondern der Mensch selbst ist es, der Emotionen kreiert. Auch Krebs sieht er nicht als Einbahnstraße, sondern als eine grundsätzlich umkehrbare Krankheit. »Eindeutig zu viele Menschen« würden an dieser Krankheit zugrunde gehen. »Die Botschaft ›Krebs ist tödlich‹ ist in den Köpfen gespeichert. Aber es gebe eben immer wieder Menschen, ähnlich wie Erhard Freitag, die nicht daran glauben und zu sich selbst sagen: »Ich komme da wieder raus!«

Wie soll ein Mensch also damit umgehen, wenn er mit der Diagnose Krebs konfrontiert wird?
»Sofort reagieren, weil die Zeit gegen ihn läuft. Sofort versuchen zu erkennen, was hat diesen Krebs ausgelöst? Nicht auf die körperliche Ebene gehen, sondern sich fragen, welche seelischen Belastungen stehen dahinter. Nicht übereilt Chemotherapie oder Operation einsetzen, sondern möglichst zuerst die Ursachen beseitigen, denn die Symptombehandlung (OP) verändert ja nichts im Bereich der Ursachen, das läuft ja weiter.« Erhard Freitag erzählt von einem krebskranken Mann, der einmal zu ihm kam. Dieser hatte einen Rückfall erlitten. Erhard Freitag konnte ihm vermitteln, dass ja die Ursachen noch nicht beseitigt waren. Er war wieder in derselben Stresssituation. Die

Ärzte haben ihm so etwas nicht gesagt. Ein Arzt kümmert sich ja normalerweise nicht um den Hintergrund, behandelt nur die Symptome. Für Erhard Freitag ist das unverzeihlich: »Das ist das Schlimme, das ist das, was ich der Schulmedizin vorwerfe.«
Nach der Ursachenforschung soll der Betroffene, laut Erhard Freitag, seine Traumen aus der Vergangenheit auflösen. Angefangen in der vorgeburtlichen Zeit, ob jemand ein willkommenes Kind war oder ein »Unfall«. Ein unwillkommenes Kind hat oft sein ganzes Leben lang Minderwertigkeitskomplexe. Überall ist dieser Mensch vorsichtig, fühlt sich nicht angenommen, fühlt sich abgelehnt. Die ersten fünf Jahre sind für Erhard Freitag die entscheidenden Jahre, in dieser Zeit erfolgt die Prägung für das Leben. »Wer in dieser Zeit nicht geliebt wird, nicht auf den Schoß genommen wird, der hat ein großes Defizit ein Leben lang, er hat einfach zu wenig Liebe bekommen.«

Die Angst ist größer als jedes Medikament

Eine Rückschau auf die letzten zwanzig Jahre eines Lebens hält Erhard Freitag für ganz wichtig. Welche Traumata gab es da? Wie sehr wurde er geliebt, wie sehr wurde er bedroht oder misshandelt und geschlagen? Erhard Freitag will den Menschen bei dieser Rückbesinnung eine Hilfestellung geben. Die Kirche wirft ihm vor, dass er schreibt, wir seien unsere eigenen Erlöser. Eine Überzeugung, an der Erhard Freitag unbeirrt festhält. »Wir sind es selbst, wir haben uns die Suppe eingebrockt, wir müssen sie auch auslöffeln. Bewusst oder unbewusst haben wir es geschehen lassen, und nur wir selbst können uns davon befreien. Kein anderer, schon gar kein Priester, der sagt: ›Bete 500 Vaterunser und dann ist wieder alles gut‹.« Für Erhard Freitag ist das nicht sinnvoll, seine Erklärung ist eindeutig: Wirken tut es nur in dem Maße, wie der Patient glaubt, dass er nach den Gebeten ein Guthaben hat. »Dann hilft es.« Für ihn gibt es keinen strafenden oder helfenden Gott. Alles spielt sich in unserem Unterbewusstsein ab. »Wenn wir glauben, dass Gott uns hilft, dann ist es auch der Glaube, der uns geholfen hat.« Erhard Freitag erinnert an die Worte von Jesus: *Dein Glaube hat dir geholfen.* »Und dann sagte Jesus etwas, was kaum überliefert ist: Gehe hin und sage es niemand. Was soviel heißt wie: »Lass es dir nicht kaputtmachen von den Zweiflern.«

Und wer Angst hat, dessen Chancen stünden schlecht. Dem könnte man möglicherweise sogar ein perfektes Medikament geben, es würde nicht helfen, denn die Angst ist größer als jedes Medikament. Auf die Angst folgt die Hoffnungslosigkeit. Für Erhard Freitag sind die Schulen gefragt, sie müssten dieses Wissen mehr verbreiten, die Kirchen sowieso. »Kein Pfarrer von der Kanzel spricht aber davon, dass wir Schöpfergeist sind, dass wir unser Leben selbst kreieren, dass wir uns selbst erlösen können, von dem, was man uns angetan hat.«

Erhard Freitag möchte mit seinen Büchern dieses Wissen verbreiten. Nicht von ungefähr handelt sein neues Buch »*Ein angstfreies Leben*«, das im selben Verlag im Frühjahr 2008 erscheint, von der Möglichkeit, sich von mannigfaltigen Ängsten zu befreien. Sollte es nicht gelingen, die Angst aus den Köpfen der Menschen zu drängen, werden die Krebserkrankungen nicht weniger, sondern mehr werden. Davon ist Erhard Freitag überzeugt.

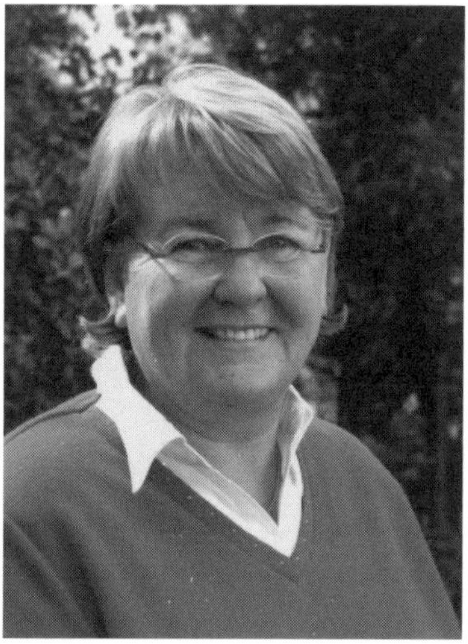

An *dem* sterbe *ich* nicht!

Edeltraud Haischberger

»Mit so einem Befund kann man nicht überleben!« Worte eines Arztes, ausgesprochen sieben Jahre nach dem Befund: Eileiterkrebs, Streuung, Metastasen. Auf der ganzen Bauchdecke, überall Metastasen. Sechs Wochen, maximal sechs Monate Lebenszeit. Mehr räumten ihr die Ärzte nicht ein. Heute, 17 Jahre nach dem Befund, lebt Edeltraud Haischberger immer noch. Und wie. Es ging ihr nie besser als heute. Sie sprüht vor Lebenskraft, vor Energie, sie lacht viel und gern. Lachend erzählt sie: »Fünf Jahre lang habe ich meinem Arzt jährlich eine Postkarte geschickt. Er ist dann immer mit der Postkarte durchs Krankenhaus gelaufen und hat lautstark von sich gegeben: ›Jetzt hat sie mir schon wieder eine Karte geschrieben. Das gibt es doch gar nicht. Sie müsste längst tot sein!‹« Eine Krankenschwester erzählte Edeltraud vom ungläubigen, ja beinahe ärgerlichen Erstaunen des operierenden Arztes über die »freche« Überlebensfähigkeit seiner ehemaligen Patientin. Erst als sie ihrem ehemaligen Arzt auch nach zehn Jahren eine Postkarte geschickt hatte, begann er langsam die Tatsache zu akzeptieren, dass sie recht behalten sollte, dass sie der Krebs nicht besiegen wird können. Mittlerweile sind 17 Jahre vergangen, und der Arzt, der ihr damals im Krankenhaus Waidhofen an der Ybbs den Tumor entfernt hatte, ist längst in Pension. Edeltraud, heute 57 Jahre, hingegen werkt wie eine Junge. Sie ist Unternehmerin und Energetikerin, lebt in Bad Goisern, ist seit 37 Jahren verheiratet und ebenso lang Mutter von Zwillingen.

Voll im Leben

Edeltraud blickt auf eine glückliche Kindheit und ein erfolgreiches Leben zurück. Mit 29 Jahren machte sie sich mit einem Modegeschäft in Weyer selbstständig. Als offene und kommunikative Frau ging sie voll in ihrem Element auf. Sie organisierte das Geschäft, stand im Laden, arbeitete von früh bis spät. Daneben baute sie gemeinsam mit ihrem Mann ein Haus, schuftete bis zum Umfallen. »Ich habe mich gesundheitlich übermacht, habe gearbeitet wie ein Berserker. Es gab kaum einen Tag der Erholung.« Dann endlich ein paar Wochen Pause, Auszeit bei einer Kur in Bozen. Gesundheitsuntersuchungen ergaben schlechte energetische Werte. Sie nahm das nicht allzu wichtig und machte weiter wie zuvor. Arbeiten, arbeiten, arbeiten. Damit eines Tages alles wie am Schnürchen laufen könnte. Und tatsächlich: Irgendwann lief alles perfekt. So perfekt, dass sie sich bald überflüssig vorkam, ihr der Spaß am Geschäft abhanden kam. »Ich war nun praktisch arbeitslos«, lacht sie. Mit 35 merkte sie, sie brauchte Veränderung. Ein Neubeginn musste her. »Ich war auf dem Sprung, wartete auf eine neue Geschäftsgelegenheit, aber es tat sich nichts.«

Der Neubeginn kam auf unerwartete Weise. Eines Tages platzte eine Eileiterzyste. »Im Krankenhaus rätselten die Ärzte, vor meinem Bett stehend. Sie waren sich nicht einig, ob sie in meinen Bauch schauen sollten oder nicht«, sagt Edeltraud. Sie entschieden sich dagegen. Der entsetzte Hausarzt sagte, es könnte doch Krebs sein, das gehöre doch genau untersucht. Edeltraud aber meinte: »Ich und Krebs? Niemals«. Keine Sekunde hielt sie dieses Szenario ernsthaft für möglich.

»Und das, obwohl mir ein Weyrer Masseur mit heilerischen Fähigkeiten schon drei Jahre lang sagte, dass etwas in meinem Unterleib nicht stimme.« Er riet ihr zum Arzt zu gehen, und das tat sie auch, aber niemand fand etwas. »Weil es sich ja hinter der Gebärmutter abspielte und das auf keinem Krebsabstrich zu sehen war.« Edeltraud war zu der Zeit in frauenärztlicher Behandlung. Ergebnis: »Da war nichts zu sehen.« Dennoch: Der Masseur blieb dabei: »Da ist was, sagte er zu mir. Ich glaubte es aber nicht.«

Jahre später, 1990, dann »die Bombe«. Edeltraud bekam schreckliche Bauchschmerzen, wurde vom Frauenarzt ins Spital eingewiesen. »Sie haben eine Zyste, die gefällt mir gar nicht, sagte der Primar«, erinnert sie sich. »Die schneiden sie eh raus«, so ihre saloppe Antwort. Gesagt, getan. Nach der Operation wird Edeltraud wach, fragt, »was war es?« »Später«, hieß es. »Sprechen wir später darüber, wenn sie wieder besser beisammen sind.« Aber sie bestand darauf, die Wahrheit zu erfahren, und zwar sofort. Man sagte ihr, dass es schlecht um sie stünde und dass sie Zytostatika (Anmerkung: Fachbegriff für Chemotherapie) brauchen werde. »Was das hieß, konnte ich mir denken. Eine Schwester sah mich mitleidend an und schlug mir vor, meinen Mann anzurufen. Aber ich wollte das nicht, ich wollte ihm eine ruhige Nacht gönnen. Kann man sich vorstellen, wie ruhig seine Nacht war? Ich war gerade Vierzig, wir hatten es geschafft, das Haus war fertig, das Geschäft lief von selbst und nun das! Am nächsten Morgen rief ich ihn um acht Uhr an und sagte ihm, dass ich Krebs habe. Er stammelte nur: ›Weißt du es schon?‹ und legte auf. Ich hatte also nicht gewusst, dass er es schon weiß, und er wusste nicht, dass ich es schon weiß.« Edeltraud rief noch einmal an und sagte: »Du brauchst dich nicht fürchten, an *dem* sterbe *ich* nicht!« Woher diese Kraft kam, weiß sie bis heute nicht. Edeltraud holt tief Luft und lächelt.

In sechs Wochen bis sechs Monaten wird es vorbei sein

Ihren »Entschluss«, nicht zu sterben, verkündete sie auch lautstark im Krankenhaus und verbot allen, darüber zu sprechen. Sie wollte das mit sich alleine ausmachen und von niemandem abgelenkt oder mit Ratschlägen überschüttet werden. An *dem* würde sie also nicht sterben. *Es*, das war ein Ovarialkarzinom samt Metastasen.
Unmittelbar nach der Operation wurde ihr Mann folgendermaßen informiert: »Wir haben Ihre Frau operiert, doch die Streuung ist bereits auf der Bauchdecke, die kann man nicht operieren, es wird alles durchschwieren. In sechs Wochen bis sechs Monaten wird es vorbei sein.«
Eine befreundete Krankenschwester erzählte Edeltraud von den Stunden vor der Operation. »Sie wollten anfangs gar nicht operieren. Es war ein Riesentumor. Dann sagte der Operationsarzt: Sie ist 40, machen wir es. Sie hat zwar keine Chance, aber es gibt nichts zu verlieren.« Aufgrund der Metastasen schien die Operation sinnlos, dennoch wurde sie durchgeführt.

Nach der Operation verkündete Edeltraud lautstark, dass sie nicht daran denke, zu sterben. »Ich wurde mitleidig belächelt. Von allen. Ich war die Einzige, die an mich glaubte«, sagt sie. Und sie glaubte felsenfest an sich, war »gut drauf«, lustig, heiter, kämpferisch. Nach drei Wochen im Krankenhaus ging es ihr so gut, dass sich die Ärzte plötzlich nicht mehr sicher waren, ob sie überhaupt Krebs hatte. »Aber dann kam der Arzt mit dem Befund über die Stiege geschlichen und sagte, ich muss unbedingt eine Chemotherapie machen. Unbedingt. Wegen der Metastasen«, sagt Edeltraud. Doch sie verweigerte. Sie hatte eine geschwächte Lunge. »Ich wollte die Chemo einfach nicht.« Ihr Hausarzt warf ihr eine »Vogel-Strauß-Politik« vor. Auch sonst stieß sie durchwegs auf Unverständnis: »Na gut, dann sterben sie halt gleich, war das Motto.«

Radikale Kur

Wenig später wurde sie nach Hause entlassen. Mit im Gepäck hatte sie ein kleines Buch. Eine Krankenschwester hatte es ihr heimlich zugesteckt. »Durch meine zur Schau gestellte Stärke fiel ich der Stationsschwester Inge auf. Sie gab mir heimlich ein Büchlein des Alternativheilers Rudolf Breuß (siehe Literaturhinweise). Niemals hätte sie dies dienstlich tun dürfen. Ich entschloss mich sofort, diese Kur zu machen.«

Edeltrauds Mann Wernfried zeigte sich mit allem einverstanden, was seine Frau in Sachen Krebs machte bzw. nicht machte, er widersprach ihr nicht. »Obwohl er den Ärzten glaubte, dass ich nach sechs Wochen tot sein würde.« Zu Hause im Ort, in Weyer, hielt sie ihre Krankheit geheim. Niemand sollte es wissen. Selbst ihre Eltern und Kinder wussten absolut nichts. Sie sollen es später erfahren, dachte sie, später, wenn ich wieder gesund bin. Denn sie würde wieder gesund werden, denn sie hatte »das beschlossen«. Und sie hatte beschlossen, die radikale Kur nach Breuß zu machen, weil sie fest daran glaubte, dass die das Richtige für sie sei. »Ich habe drei Tage, nachdem ich aus dem Krankenhaus entlassen wurde, mit der Kur begonnen. Das hieß 42 Tage keinen Bissen essen, nur Säfte und Tees.« Was gar nicht so einfach war. Denn da sie nicht wollte, dass jemand von ihrer Breuß-Kur auf Krebs schließen konnte, kaufte sie den Saft in vielen verschiedenen Geschäften. »Um nicht aufzufallen.« Und nach einer Pause: »Wenn später einmal jemand über Krebs sprechen sollte, wollte ich dann sagen können: Habe ich auch schon gehabt!«. Sagt es und lacht.

18 Kilogramm nahm sie in diesen Wochen ab. »Endlich hatte ich mein Traumgewicht«, sagt sie heute. Damals war das natürlich hart. Und sie würde es aus heutiger Sicht auch nicht mehr machen. »Sechs Wochen gar nichts essen, niemals würde ich es heute wieder tun. Aber ich würde 42 Tage eiweißfrei essen, weil sich Krebs von Eiweiß ernährt. Es waren harte Tage. Im Geschäft habe ich trotzdem das Nö-

tigste getan und bin täglich dünner geworden. 18 kg habe ich in 42 Tagen verloren. Als die Kilos gepurzelt sind, sagten alle, du siehst aber gut aus. Erst als sie später von der Krankheit erfahren haben, sagten sie, darum hast du so schlecht ausgesehen«, erinnert sich Edeltraud. Lachend, versteht sich.

»Heute weiß ich, dass es nur funktioniert hat, weil ich genug Gewicht hatte und ein Fasten-Typ bin. Aber es war mir immer klar, das war die biologische Chemotherapie, und wenn es mir nicht gelingt, die *Ursache* meiner Krankheit zu erkennen, ist der Erfolg nicht von Dauer.« Die Kur deckte den körperlichen Bereich ab. Ernährung spiele zwar eine wichtige Rolle, sei aber nur die eine Seite der Medaille. »Erfolge werden noch größer, wenn auch das Bewusstsein angesprochen wird. Körper, Geist und Seele, alles muss im Einklang sein. Und manchmal ›erlösen‹ sich Probleme einfach, indem man krank wird und dadurch den krankmachenden Bereich verlassen kann oder muss«, sagt Edeltraud. Das Fasten habe den körperlichen Bereich abgedeckt, die Heilung habe sie aber erst durch die Änderung ihres Bewusstseins erreicht.

Zurück zu den Tagen des Fastens: Am 30. Tag der Kur ging Edeltraud in ein (anderes) Krankenhaus und unterzog sich einer Computertomographie. »Drei Stunden musste ich auf das Ergebnis warten. Das war wirklich die Hölle. Das Ergebnis: Nichts! Laut CT war da nichts mehr. Gar nichts mehr war nachweisbar, und ich war eine medizinische Sensation.« Danach noch Ultraschall. »Keine Metastasen, nichts! Ich fühlte mich wie neu erschaffen!« Edeltraud präsentierte diese Ergebnisse ihrem operierenden Arzt und der dortigen Belegschaft. »Die haben mir es nicht geglaubt! Sie haben mir zwar halbseiden gratuliert, aber sie haben es nicht wirklich geglaubt. Es konnte einfach keiner fassen. Reden wir in zehn Jahren weiter«, sagte der Arzt zu mir. Statt zu reden hat sie ihm Postkarten geschickt. »Freilich war mir klar, dass diese ersten Befunde keine Lebensversicherung waren. Es war mir klar, auf diesen Lorbeeren kann ich mich nicht ausruhen. Ich musste mein Leben, mein Denken ändern.«

Edeltraud hatte sich also operieren lassen und die Fastenkur absolviert. Und sonst? »Die empfohlene Chemotherapie habe ich verweigert.« Dass sie die Chemo abgelehnt hat, dazu steht sie auch heute noch. »Es wäre einfach nicht gut gewesen für mich«, sagt sie. »Das lässt sich aber nicht verallgemeinern. Ich würde niemanden von der Chemo abraten. Wer die Chemo macht, der muss dann aber auch voll dahinterstehen und daran glauben! Wer an sie glaubt, dem hilft sie auch. Man muss sich dann vorstellen: Das ist der Lebenssaft, den ich brauche.« Die radikale Kur sei eben ihr persönlicher Weg gewesen, der sich aber auf andere nicht übertragen lässt, betont sie. Was sich laut Edeltraud allerdings schon verallgemeinern lässt und für alle gilt: Man muss daran glauben, dass die jeweilige Methode einem hilft. »Der Glaube versetzt eben Berge.«

In diesen 42 Tagen der Hungerkur hat Edeltraud ständig an sich gearbeitet, hat sich ein wunderschönes Bild gemacht, »von unseren Kindern auf einer Blumenwiese, wo ich mir vorgestellt habe, vollkommen gesund mitzulaufen. Und das immer und immer und immer wieder. Und besonders, als zu Hause dann die Panikattacken kamen. Ich sagte mir, ich bin gesund, bin gesund, bin gesund ... Ich versuchte immer wieder meine Gedanken zu kontrollieren, wie ich es in den Büchern von Joseph Murphy (siehe Literaturhinweise) gelesen habe. Viele Bücher zu diesem Thema gab es ja zu dieser Zeit noch nicht. Es war mir klar, ich muss mir Menschen suchen, die mir sagen konnten, warum ich Krebs bekommen habe. Es war mir von Anfang an klar, dass so etwas auch im Kopf beginnt. Und so habe ich begonnen, den Sinn meines Lebens zu suchen. Und wenn man sich dafür öffnet, bringt das Leben die Gelegenheiten. So lernte ich in einem Seminar Monica und Bruno Rigoni, zwei spirituelle Lebensberater und Seminarleiter aus der Schweiz, kennen, die mich seit vielen Jahren begleiten, wofür ich mich herzlich bedanke. Sie haben mir das richtige Denken gelernt.« Vor lauter Begeisterung, was die beiden wussten, nahm sie Edeltraud mit nach Hause und sie gaben ein Seminar. »Das war der Beginn meiner heutigen Seminarorganisation.« Edeltraud gab ihr

Modegeschäft auf und widmete sich ganz ihrem neuen Weg. In der Folge wollte sie immer mehr wissen, verschlang die zu der Zeit erhältlichen Bücher und lernte im Jänner 1994 anlässlich eines Bildungsurlaubes in Lanzerote Horst Krohne kennen. »Sein Wissen war für mich derart faszinierend, dass ich ihn schon am zweiten Tag für ein Seminar verpflichtete. Tausende Schüler gingen durch unsere Seminare, vollkommen ohne gewerbliche Werbung, nur durch Mundpropaganda«, ist Edeltraud stolz auf Vollbrachtes. »Aus der Krankheit entstand mein neuer Beruf, der mir viel Freude bereitet. Bald habe ich erkannt, das ist der richtige Weg für mich. So konnte ich mir helfen, so kann ich vielen Menschen helfen.« (www.haischberger.at)

Und noch immer, nach über zweieinhalb Stunden Interview, sprüht Edeltraud vor Energie. Keine Anzeichen von Müdigkeit. Sie wirkt locker und entspannt, denkt nur an Gesundheit, nicht an Krankheit. Sie sagt, sie habe auch keine Angst vor Krebs oder irgendeiner anderen Krankheit. »Natürlich würde ich zu einem Arzt gehen, wenn es nötig ist, bloß es ist nie nötig.« Sieben Jahre lang war sie bei keinem Hausarzt, und dann auch nur einmal, um ihren Mann zu beruhigen. »Kleinigkeiten denke ich mir gesund«, sagt sie und meint das sehr ernst. Dafür brauche es aber sehr, sehr viel Training, sagt sie.

Hätte sie »ihren« Krebs verhindern können? »Ja«, sagt sie nach kurzem Nachdenken. Hätte ich ein Jahr vor Krankheitsausbruch richtig reagiert, hätte ich es abwehren können. Damals sei ihr schon bewusst gewesen, dass ihr Energiehaushalt aus dem Lot gewesen sei. »Mir war meine Überlastung damals aber nicht klar. Weil ich mit viel Euphorie gelebt und gearbeitet habe.«

Heute passt sie besser auf sich auf. Einen Ruhetag pro Woche gönnt sie sich, ein Tag in der Woche ist tabu für Geschäftliches. Sie betreibt Autosuggestion, flößt sich quasi positive Vorstellungen ein. »In vielen Seminaren habe ich gelernt, wie ich mir selbst helfen kann.« Ihre vier Ankerpunkte für ein positives Leben: »Selbstverantwortung,

Selbstwert, Selbstliebe und Selbstbewusstsein.« Daran arbeitet sie seit vielen Jahren.
Und auch ihre Persönlichkeit hat sich dadurch verändert, sagt sie. »Früher war ich herrschsüchtig, heute bin ich viel toleranter. Man soll die anderen lassen, wie sie sind. Außerdem habe ich mit der Zeit gelernt, mich von Ärger zu befreien. Denn wenn ich mich ärgere, gebe ich Macht ab.«
Gefragt nach ihrer persönlichen »Lebensversicherung« sprudelt es aus ihr heraus. »Vier Punkte. Richtig ernähren, ein Schlafplatz ohne Störquellen, keine Umwelt- oder Beziehungsgifte, Glaube an die Schöpfung Gottes.«

Der auf dem Kharma fährt

Franz Mock

»Ich bin der Franz!« Mit Franz kann man gleich per Du sein, da wird nicht lange gefackelt, wie ein alter Freund wird man bereits bei der ersten Begegnung behandelt. Man ist überwältigt von seiner Offenheit und Herzlichkeit. Franz ist ein anderer Mensch geworden, sagt er. Und das seit seiner Krankheit und seiner großen Heilung.

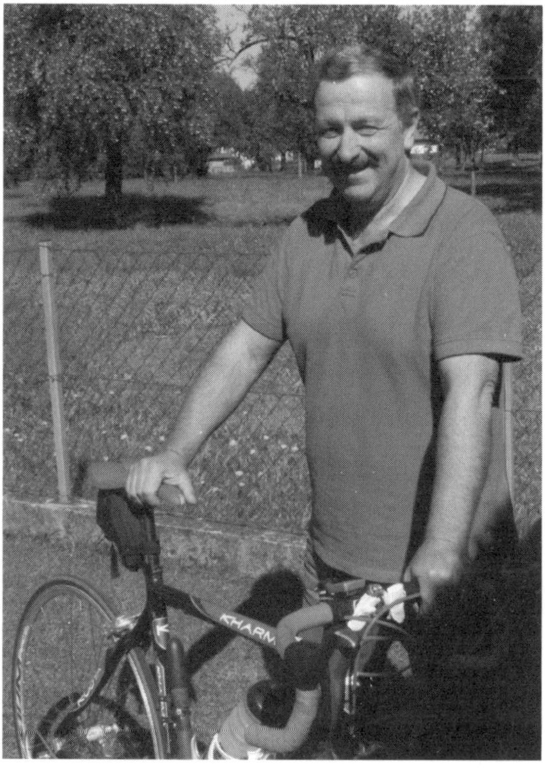

Franz ist ein »echter Mostviertler«. Nach acht Jahren Volksschule in der kleinen Ortschaft Wang besuchte er das Polytechnikum. Eine Hauptschule gab es damals noch nicht. Mit 15 begann er mit der Maurerlehre. Sonst der »normale« Werdegang: mit 20 Bundesheer und Führerschein. Dann wieder Arbeit, Arbeit, Arbeit. Neben seinem Job auf dem Bau wurde auch noch das Haus der Eltern renoviert, heute wohnt sein Bruder darin. Insgesamt hat er zwei Geschwister, einen Bruder und eine Schwester. Die Schwester ist ganze 17 Jahre jünger als Franz, auch seine Eltern leben noch.
Dreißig Jahre lang war er im Baugewerbe tätig. Er hat gern und mit Begeisterung gearbeitet. Mit 28 lernte er Ingrid, seine spätere Frau, kennen. Von nun an stand der Bau des eigenen Heimes im Vordergrund. Für den Mann vom Fach kein Problem. Es wurde ein großes und schönes Haus. »Er hat viele Häuser gebaut«, weiß seine Frau. Nach zwei Jahren konnten sie bereits einziehen, pünktlich zu ihrem Hochzeitstag. Zug um Zug wurde das Haus immer perfekter gestaltet. Als Franz vor zehn Jahren die Diagnose »Darmkrebs« erhielt, waren seine beiden Töchter noch klein. Und er weiß: »Ohne meine Frau hätte ich es sowieso nicht geschafft!«

Im Jänner 1997 begann er, sich nicht mehr wohl zu fühlen, hatte Schmerzen im Bauch. »Er ging ja nie zu einem Arzt«, sagt Gattin Ingrid leicht vorwurfsvoll. Der Grund war die Angst, bestätigt Franz: »Wenn man krank ist, hat man eben die Angst, dass es gleich mehr sein könnte.« Und bei ihm war es auch mehr. Ein tennisballgroßer Tumor. Große Schmerzen hatte er, aber manchmal habe er auch drei, vier Wochen gar nichts gespürt. Der Stuhl war teilweise schon auffällig, die Konsistenz und Farbe war nicht so, wie er es gewohnt war. Fallweise war auch Blut dabei, aber auf das habe er nicht so sehr geachtet. Der Verdrängungsprozess hatte bereits voll eingesetzt. »Vielleicht habe ich zu viele rote Rüben gegessen«, redete er sich ein. Die schwere Arbeit auf dem Bau fiel Franz sonst immer leicht. Plötzlich bekam er Schwierigkeiten. In der Mittagspause musste er sich immer öfters hinlegen, was nun gar nicht seine Art war. Auch den Kollegen fiel auf,

dass mit ihm etwas nicht stimmte. Über ein halbes Jahr Verdrängung und Schmerzen. Im August dann stand der jährliche Urlaub mit seiner Familie an. Ein guter Freund, den Franz vom Stockschießen her kannte, lud die Mocks ein, bei ihnen eine Woche zu verbringen. Doch den Urlaub konnte Franz nicht mehr genießen, das Essen schmeckte ihm nicht mehr, irgendwann brachte er gar nichts mehr hinunter. Immer öfters musste er erbrechen. Zuerst dachten alle, er hätte etwas mit dem Magen. Die Magenspiegelung brachte, außer einer leichten Gastritis, keine Auffälligkeiten. Um einen Termin beim Arzt musste sich Ingrid kümmern. Franz hätte von sich aus keine Handlungen in diese Richtung gesetzt. »Arzttermine macht immer meine Frau«, sagt Franz. Er glaubte mittlerweile auch, dass der Magen schuld sei. Die Schmerzen hatten sich sehr weit oben angesiedelt. Das lenkte wiederum vom Darm ab.
Im September eskalierte die Situation. »Unten« ging jetzt gar nichts mehr, und »oben« brachte er nichts mehr hinunter. »Nicht einmal eine Suppe.« Kein Wunder. »Unten« war bereits alles zugewachsen, wie Franz später von den Ärzten erfuhr. Bis zum letzten Tag, das war der 15. September, ging er zur Arbeit. Es ging ihm so schlecht, dass ihm die Kollegen eindringlich rieten, doch endlich zum Arzt zu gehen. Franz sträubte sich immer noch. Die darauffolgende Nacht hatte Franz so extreme Schmerzen, dass er in der Früh zu seiner Frau sagte: »Bitte, hol jetzt den Arzt!«

Der Hausarzt erkannte sofort den Ernst der Lage. »Sofort ins Spital!«, befahl er, und zwar mit der Rettung. Das kam nun wieder gar nicht in Frage für Franz, so schlecht konnte es ihm gar nicht gehen, dass er mit der Rettung fährt. Man musste ihn dazu überreden. Im Krankenhaus wurde er gleich auf »Astronautenkost« umgestellt. Nach dem Ultraschall sagte ihm ein Arzt: »Herr Mock, sie müssen sofort operiert werden!« Sein Chirurg, Oberarzt Dr. Paul Magg aus dem Krankenhaus Scheibbs, brachte ihm sehr schonend die Wahrheit bei. Er vermied am Anfang das Wort »Krebs«. Dennoch brach für Franz eine Welt zusammen. Krankenhaus und Operation, diese

Kombination brachte ihn aus der Fassung. Eine Viertelstunde habe er einfach nur geheult. »Da wusste ich aber noch gar nicht, dass die Sache bösartig ist!« Was es nun genau ist, mussten auch die Ärzte noch herausfinden. Ultraschalluntersuchung und CT brachten keine klaren Ergebnisse, »in mir drinnen war alles schon zu voll«. Eine Magnetresonanztomografie sollte Klarheit bringen. Das Wort »Krebs« konnte und kann er immer noch nicht hören, darum setzt er es nach wie vor spärlich ein.

Die Operation dauerte acht Stunden, in der Intensivstation lag Franz acht Tage. »Meine Frau war immer an meiner Seite«, erzählt Franz. Ingrid war damals teilzeitbeschäftigt und musste sich außerdem noch um die Kinder kümmern. Darüber hinaus nutzte sie jede Gelegenheit, um bei ihrem Mann zu sein. Als Franz aus der Narkose aufwachte, war sein erster Gedanke: »Jetzt springe ich aus dem Fenster!« Denn es ging ihm »sehr schlecht«, seelisch und körperlich. Der Oberarzt eröffnete ihm nun die ganze Dimension seines Zustandes. Ein »ganz großer Tumor« sei entfernt worden. Kein Zweifel: er hatte einen fortgeschrittenen Krebs und es war höchste Zeit für die Operation gewesen. Um genau zu wissen, wie es drinnen aussieht, musste der Chirurg »hineinschauen«. Nicht nur der Tumor, sondern auch ein »schönes Stück« Darm sowie einige Lymphknoten wurden entfernt. »Was halt notwendig war.« Metastasen waren auch dabei, die lagen aber zum Glück nur im nächsten Umfeld des Primärtumors.

Ein halbes Jahr noch, und das wars

Ingrid wusste schon früher als ihr Mann, dass die Sache bösartig war. Franz wurde im Schongang behandelt. »Das war gut so«, sagt Ingrid, »wenn er vorher gewusst hätte, dass es bösartig ist, hätte er sich wahrscheinlich aufgegeben.« Da seien sie grundverschiedene Typen. »Ich habe geglaubt, dass ich nach vierzehn Tagen wieder rennen werde«, sagt Franz, »so wie wenn man sich die Hand bricht oder sich einen

Nagel eintritt, so schnell sollte es verheilen.« Aber so war es nicht. Am Anfang brauchte er sogar Hilfe, um aufs Klo zu gehen. Darum sagte er auch zu seiner Frau: »Du musst jetzt immer bei mir sein.« Von der eigenen Frau gebadet zu werden, war ihm doch angenehmer, als von irgendeiner Krankenschwester.
»Muss ich jetzt sterben?« Die bange Frage richtete Franz an den Oberarzt, nachdem dieser ihm die ganze Wahrheit offenbart hatte. »Herr Mock, ich kann ihnen nichts versprechen, aber sie müssen auf alle Fälle eine Chemotherapie machen!« Das war für Franz nun wirklich »das Letzte«. Sein Pessimismus hatte ihn fest im Griff, und er dachte bei sich selbst: »Jetzt lebe ich noch ein halbes Jahr, und das wars dann!«

Seine Frau und Oberarzt Magg steuerten von Anfang an dagegen. »Das waren und sind immer noch meine wichtigsten Bezugspersonen«, sagt Franz stolz. Mit Dr. Magg verbindet ihn jetzt fast so etwas wie eine Freundschaft. Und der Arzt freut sich immer, wenn er seinen »Vorzeigepatienten« trifft. Noch sträubte sich Franz gegen die Chemotherapie, weil »sterben kann ich so auch«. Ein halbes Jahr Therapie wurde ihm in Aussicht gestellt. Seine erste Reaktion: »Das stehe ich nicht durch!« Als Draufgabe bekam Franz noch eine Thrombose am Bein. Die Therapie: tägliche Injektionen unter die Haut. Seine Frau wurde zum Spritzengeben vergattert, Franz hätte sich so etwas niemals selbst antun können. »Da bin ich ein Weichei.«

Die Chemotherapie vertrug er dann relativ gut. Er schirmte sich gegen unerwünschte Besucher ab, er wollte auf keinen Fall, dass alle Leute von seinem Zustand erfahren. Hauptsächlich Frau und Töchter besuchten ihn. Sein Chirurg wurde immer mehr zu seinem Vertrauensarzt und von Franz in die Pflicht genommen: »Herr Oberarzt, sie müssen das gut machen, ich habe zwei kleine Kinder, ich darf nicht sterben!« Den Kindern wurde der Umstand, dass der Vater Krebs hat, lange vorenthalten. »Meine Frau hat es ihnen viel später einmal gesagt, ich selbst wäre nicht dazu fähig gewesen.« Offiziell hatte er einen Darmverschluss, so wurde es auch seinem Umfeld mitgeteilt. Ein paar »Eingeweihte« gab und gibt es schon, aber die sind gut ausgesucht. Es so zu handhaben, war für ihn das Richtige, ist Franz überzeugt.

Noch während der Therapie wurde die Ernährung umgestellt, nicht radikal, aber doch. Wieder war es seine Frau, die die Initiative ergriff. Vor allem wurde das Schweinefleisch vom Speiseplan gestrichen. Schon im Krankenhaus begann er darauf zu achten, generell gab es nun weniger Fleisch am Teller. Die Ernährungsberaterin im Krankenhaus war interessanterweise gegenteiliger Meinung. Sie erklärte dem erstaunten Patienten, dass er alles essen könne. »Die hat geglaubt, der stirbt sowieso, bei dem ist es egal«, lacht Franz heute. In punkto Ernährung haben sie von niemandem eine Hilfestellung bekommen. »Das mussten wir alles selber machen«, sagt Ingrid.

Lass dich nicht hängen!

Und ab nun machten sie noch viel mehr selber. »Bachblüten« standen auf dem Programm, und obwohl die keinen Krebs heilen können, seien sie ein weiteres Mosaiksteinchen im Heilungsprozess gewesen. Die Frau, die sie mit den Bachblüten versorgte, war mit diesem schweren Fall »leicht überfordert«. Sie empfahl Franz wiederum eine Energetikerin, ihr Name: Edeltraud Haischberger. »Die hat sich wirklich kein Blatt vor den Mund genommen«, lacht Franz. Direkt sei sie gewesen, fast zu direkt, jedenfalls eine »radikale Frau«. Franz demonstriert seine frühere Körpersprache, indem er die Arme nach vorne schiebt und die Schultern hängen lässt. So ein »Hängerl« sei er gewesen. Da ist er bei Frau Haischberger, die an sich selbst eine große Krebsheilung erlebt hatte, an die Richtige geraten: »Was willst du denn, du lebst doch!« Oder »Lass dich nicht so hängen!« Dass sie es nicht böse gemeint hat, sondern ganz im Gegenteil, ihn aufrütteln wollte, das wurde Franz erst später klar. Da hatte er schon längst Seminare bei der »Edeltraud« besucht. Die Bekanntschaft mit der Energetikerin brachte einen entscheidenden Umschwung. Nach und nach bekam er eine andere Sichtweise über sich selbst und über seine Krankheit. Und vor allem: Es wuchs bei ihm der Glaube, dass er es doch schaffen könne. »Die Seminare bei der Edeltraud haben mir sehr geholfen!« Dort erfuhr er Sachen, von denen er vorher noch nichts gehört hatte. Von »Chakren«, die bei ihm »gerichtet« gehörten. Oder dass man seine Energie »auspendeln« könne. Und er erfuhr vom »Positiven Denken«. Es entstand eine Freundschaft »fürs Leben«.

Über Edeltraut kamen die Mocks zu »Sayed«. Der gebürtige Afghane Sayed Kadir habe heilerische und hellseherische Fähigkeiten, wurde ihnen mitgeteilt. Mittlerweile können Franz und Ingrid das vollends bestätigen. Auch er gehört zu den »neuen« Freunden, er habe ihnen auch schon sehr viel geholfen. »Das ist ein Wunderwuzzi«, erklärt Franz. Ingrid machte die Masseursausbildung bei ihm, Franz besucht Sayed regelmäßig. Den kann er immer anrufen, wenn er Probleme hat. Meistens kennt dieser nicht nur die Lösung seines Problems, sondern weiß auch schon im Vorhinein, wie das Ergebnis einer anstehenden Untersuchung aussehen wird. Das letzte Mal sah er Franz nur an und sagte zu ihm: »Gell, du hast wieder Kreuzweh!« Das stimmte wieder einmal, »verstellen hilft da gar nichts«. Die Spezialität von Sayed sind »Energiemassagen«. Nachdem man von ihm »behandelt« wurde, fühle man sich immer großartig, sagen beide. Auch viele Kranke und auch Ärzte kämen zu ihm. Er selbst sehe sich nicht als Heiler, sondern er unterstützt nur, denn heilen könnten sich die Leute ja nur selbst, erklärt Ingrid. Viele Ärzte könnten mit diesem Wissen halt noch nichts anfangen, obwohl es schon immer mehr würden. Sayed Kadir gehört zu den Vielbeschäftigten, einen Termin zu bekommen, sei nicht leicht. »Wir bekommen aber immer einen«, sagt Ingrid. Eine richtige Freundschaft ist das geworden. Auch zu sogenannten »Heilkreisen« trifft man sich öfters. Dort werden bestimmte Themen bearbeitet, außerdem wird von dort aus »Heilenergie« versendet. Wenn mehr Menschen zusammenkommen, ist auch diese Energie verstärkt vorhanden. Der Empfänger dieser Energie erfährt dann oftmals eine entscheidende Verbesserung seines Zustands. Früher hätte Franz über so etwas gelacht, heute glaubt er selbst daran.

Die Krankheit war ein Wink

Irgendwann kam Franz eine Erkenntnis: »Die Krankheit habe ich bekommen müssen, das war ein Wink!« Die Frage nach dem »Warum« hat ihn auch beschäftigt und er hat auch eine Theorie. Eine große Umstrukturierung in seiner Firma habe er sich »sehr zu Herzen« genommen. Ziemlich genau ein Jahr, bevor bei ihm erstmals Schmerzen aufgetreten sind, hat diese Veränderung in der Arbeit stattgefunden. Der Chef, zu dem er eine gute Beziehung hatte, ging unerwartet frühzeitig in Pension. Das Betriebsklima verschlechterte sich, für Franz, der immer mit Begeisterung in die Arbeit fuhr, eine Zäsur. Wie zur Bestätigung rief ihn der neue Chef nach vier Wochen Krankenstand an: »Herr Mock, ich glaube, wir müssen sie abmelden, das wird ja wahrscheinlich noch länger dauern bei Ihnen!«

Nach der Therapie ging es langsam, aber sicher wieder aufwärts. Es folgten Krankenstand, Arbeitslosigkeit und sogar Notstandshilfe. »Damals habe ich fünf Euro am Tag bekommen, das vergesse ich auch nie«, erzählt Franz. »Aber auch das haben wir geschafft«, ergänzt seine Frau. Dann begann der Kampf um die Pension. Er war knapp dem Tod entkommen, nun musste er der Welt beweisen, dass er schwer krank war. »Was wollen sie denn, das wurde doch alles herausgeschnitten«, erklärte ein Arzt. Eine Odyssee begann, die Franz zur Verzweiflung trieb und so weit brachte, dass er neuerlich ans Aufgeben dachte. Obwohl er wusste, dass er die Arbeit nicht mehr machen kann, sagte er schließlich resignierend: »Ich halte das nicht mehr aus, schickts mich halt wieder auf den Bau!« Franz stand kurz vor einem Nervenzusammenbruch. Von der Pensionsversicherungsanstalt (PVA) wurde er von einem Arzt zum anderen geschickt, meistens waren es Unfallchirurgen oder sonst irgendwelche fachfremden

Ärzte, die von Franzens Krankheit keinen blassen Dunst hatten, aber über seinen Gesundheitszustand urteilten. »Warum kommen sie ausgerechnet zu mir?«, hörte er immer wieder. Und immer wieder sagte er ihnen, dass er von der PVA geschickt wurde. Unglaubliche Sätze hörte er immer wieder: »Ich weiß, dass sie nicht mehr arbeiten können, aber eine Pension bekommen sie trotzdem nicht!«

Von mir bekommen sie keine Pension

Die Nerven von Franz lagen blank. Ein Psychologe sagte: »Kein Problem, das kann man mit Medikamenten behandeln!« Franz schluckte tatsächlich eine Zeit lang Psychopharmaka, aber er brauchte keine Medikamente, er brauchte eine Absicherung für sein zukünftiges Leben. Er war mitten im Heilungsprozess, und jetzt wurden ihm Steine vor die Füße geschleudert. Eine ständige, sich stets wiederholende Überprüfung seiner Arbeitsfähigkeit sollte es geben, von Ärzten, die Franz nicht kannten, nicht untersuchten und in einer Minute abfertigten. »Ins Baugewerbe können sie natürlich nicht mehr!«, wusste Oberarzt Magg.
Dann platzte Ingrid der Kragen, es war wieder einmal Zeit, dass sie die Initiative ergriff. Sie verfasste einen Brief an den Generaldirektor der PVA, eine Kopie bekam der zuständige Ombudsmann. Und siehe da, eine Woche später läutete das Telefon. Am Apparat: der Ombudsmann. Sein Fall werde geprüft, hieß es, und dann ging es ganz schnell. Ein »netter und einfühlsamer Arzt« untersuchte Franz, die Pension wurde bewilligt. Nun ging es mit Franz auch psychisch wieder aufwärts.

Franz ist geheilt. Mehrfach wurde es ihm von den Ärzten bestätigt. Die Leistungsfähigkeit ist natürlich nicht mehr so wie vor zehn Jahren. Aber es geht ihm gut. Diverse Kontrolluntersuchungen hatte er im Laufe der letzten Jahre über sich ergehen lassen. Ultraschall, CT. Auch die gefürchtete Rektoskopie. »Gegen die habe ich mich lange

gesträubt«, sagt Franz. So schlimm sei sie dann auch nicht gewesen. Halbjährlich erfolgt nun die Kontrolle. Franz gilt als »Vorzeigepatient«. Auch der Oberarzt freut sich immer, wenn er ihn sieht. »Das ist das Tolle am Oberarzt Magg, dass er den Patienten begleitet, und das über Jahre hinweg«, sagt Ingrid. »Ich glaube, der kennt mich besser als meine Frau«, sagt Franz. Den könne man jederzeit anrufen, und in kürzester Zeit habe man einen Termin bei ihm. »So einen Arzt muss man suchen!«
Ingrid machte die Ausbildung in der Heil- und Fußreflexzonenmassage, Bachblüten und Reiki. »Ich war immer offen für solche Sachen«, sagt Ingrid. Aber erst nach der Erkrankung ihres Mannes hat sie sich auch bewusst die Zeit dafür genommen.

Am Anfang ging ihm die Arbeit schon ab, »aber jetzt nicht mehr«, sagt der jetzt 55-Jährige. Es gäbe viel wichtigere Dinge. Zum Beispiel die Natur genießen und im Garten arbeiten. Und er frönt seinen Hobbys. Stockschießen zum Beispiel betreibt er schon seit frühester Jugend, bis in die oberste Staatsliga hatte er es gebracht, und mit seiner Mannschaft zum Landesmeister. Und er hat eine Wellensittichzucht, seine Sittiche haben schon zahlreiche Preise eingeheimst.

Der Lance Armstrong von Wang

Sein neuestes und liebstes Hobby: Radfahren. Siebzig bis achtzig Kilometer am Stück. »Den Ehrgeiz habe ich, obwohl ich ein bisschen dick bin«, sagt Franz. Das hätte er sich früher auch nicht vorstellen können. Er sucht sich zwar nicht die größten Berge aus, eher die flacheren Stücke. Auf dem Rennrad steht der sinnige Name »Kharma«. Auf seinem »Kharma« ist er manchmal stundenlang unterwegs. Kreuz und quer durch das Mostviertel. Er fährt ausschließlich alleine, und das schnell. Denn da braucht er keine Rücksicht auf andere zu nehmen. »Langsam fahren geht nicht beim Papa, da käme ich gar nicht mit!«, bestätigt Tochter Niki.

Und die Abschlussfrage an Franz: »Was hat sich verändert seit der Erkrankung?« Franz lacht. »Das ganze Leben hat sich verändert.« Auch sagt er: »Ich habe krank werden müssen, um so zu werden, wie ich jetzt bin.« Sachen, die er früher nicht wahrgenommen hat, genießt er nun in vollen Zügen. Zum Beispiel die Natur, »die Schönheit und die Kraft der Bäume faszinieren mich!«
»Und ich habe so viele wunderbare Leute kennengelernt, wie Oberarzt Magg, die Edeltraud oder den Sayed.« Die haben ihm eine völlig neue Sichtweise auf das Leben eröffnet. Hätte er so weiter gelebt wie vor der Krankheit, wäre er nicht dazugekommen, ist Franz überzeugt.
Überhaupt hat sich der Freundeskreis geändert. Die Freunde sind weniger geworden, aber dafür sind es »richtige« Freunde. Dass im Spital plötzlich Leute auftauchten, die er kaum kannte, hielt Franz gar nicht aus. »Ich hatte das Gefühl, die wollten nur schauen, obs schon zum Sterben wird.«

Neue Freunde und neue Erkenntnisse traten ins Leben der Familie Mock. »Krankheit bekommt man aus einem bestimmten Grund, und diejenigen, die ihr Leben partout nicht ändern wollen, bei denen geht es meistens nicht so gut aus«, glaubt Ingrid. Viele Patienten würden zum Beispiel über ihre Therapien schimpfen, haben eine negative Einstellung dazu. Das habe ihr Mann nie gemacht.
»Und viele Sachen werden unwichtig, über die man sich früher maßlos aufgeregt hätte«, sagt Ingrid. Auch ihre Ehe sei nicht perfekt, Streit komme vor. »Wir sind vom Sternzeichen zwei Löwen, da rauchts manchmal«, sagt Franz. Aber erst als er krank war, wusste Franz, welchen Partner er da an seiner Seite hatte. Ein Partner, der hundertprozentig zu ihm stand, der mit ihm durch dick und dünn ging. Nicht nur das, sondern seine Frau war es auch, die ihn immer wieder aus den seelischen und körperlichen Tiefs herausholte. Früher ist Franz allen Konflikten eher aus dem Weg gegangen, hat sich umgedreht und alles »hineingefressen«. Jetzt stellt er sich den Problemen, setzt sich bewusst damit auseinander.

Er begann sogar in der Bibel zu lesen. Lesen, dazu hatte er früher keine Zeit. Da gab es nur Arbeit und noch einmal Arbeit. Am meisten haben ihm die Bücher von Louise L. Hay gefallen, zum Beispiel »Gesundheit für Körper und Seele« (siehe Literaturhinweise). Franz ist jetzt der Überzeugung: »Der Glaube kann Berge versetzen!«
Gejammert hat er nie. Wenn er Schmerzen hatte, dann wusste das meistens nur seine Frau. Gespräche über Krankheit weicht Franz aus. »Das ist eine Untugend, dass die Leute dauernd über Krankheiten anderer reden«, sagt Ingrid. Franz interessiert das nicht. Das sei alles viel zu negativ. Viele Leute wollten immer wissen, wie es dem Vater geht. »Fragts ihn doch selber«, hat seine Tochter geantwortet. Was so viel heißen sollte wie: »Das geht dich nichts an!« Auf dieses geheuchelte Interesse konnten sie getrost verzichten.
Fürs Kranksein gebe es sicher einen Grund, glaubt Franz. »Aber fürs Gesundwerden gibt es hunderte Gründe!« Seine Wichtigsten will er unbedingt noch einmal aufgezählt wissen: »Meine Frau Ingrid, meine Töchter Nicole und Elke, Oberarzt Magg, die Edeltraud und der Sayed.«

Dass er einem Journalisten sein Leben erzählt, hätte er sich früher auch nicht gedacht. Jetzt macht er es bereitwillig, um zu zeigen, dass man es schaffen kann, auch wenn es noch so schlecht ausschaut. »Meine Geschichte soll Anderen Mut machen!«

Den Turbo im Leib

Eva Steyrer

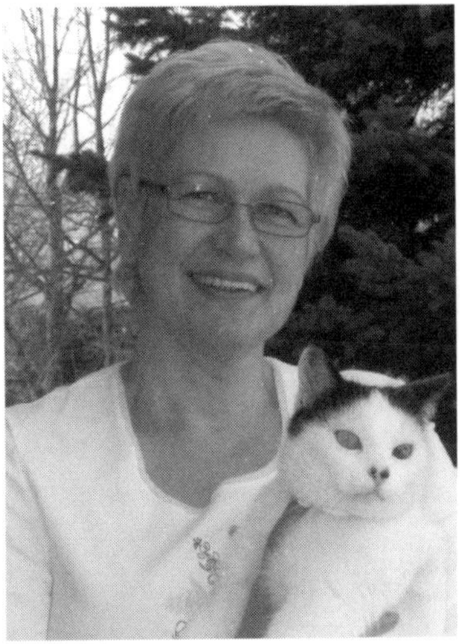

Eine offene, selbstbewusste Frau. Hochaktiv. Sie hat den Turbo im Leib. Jeder kennt sie im Ort. Rohrbach an der Gölsen, Niederösterreich. Das 1500-Seelen-Dorf ist die Wirkungsstätte der Eva Steyrer. Hier lebt sie inmitten ihrer Familie, ihrer Freunde, »ihrer« Gemeinde. Eva hier, Eva da. Eine hilfsbereite und vielbeschäftigte Frau. In der Jugendwohlfahrt arbeitet sie als Sozialarbeiterin, kein leichter Job, aber sie macht ihn gern. Als Kommunalpolitikerin gibt sie ihr Letztes. Bleibt eine Arbeit unerledigt, Eva Steyrer kümmert sich darum. Sie liebt ihr Leben, liebt ihren Job, geht in der Lokalpolitik auf. Auch in der Familie stimmt alles, ihr Mann Sepp hat zwar ein etwas anderes Naturell als sie, ein Pragmatiker, wie er selbst sagt, aber sie verstehen sich gut, die Beziehung läuft harmonisch, sie sprechen liebevoll mit- und übereinander. Bald sind sie 20 Jahre verheiratet. Ihre zwei Töchter werden langsam groß, auch mit ihnen stimmt alles. Eva Steyrer ist für ihre Familie da, ist sie doch auch für sie verantwortlich. Ihr Turbo läuft also auf Hochtouren. Seit Jahren hat sie viel um die Ohren. Die Kinder großziehen, der Job, die Politik. Ein Termin jagt den anderen, ihr Kalender ist übervoll. Er diktiert ihr Leben. Sie merkt es nicht. *Nein* zu sagen, das kennt sie nicht. Steht eine Aufgabe an, braucht man sie nicht lange zu fragen, Eva erledigt das von sich aus. Sie fühlt sich eben für alles verantwortlich, will allen alles recht machen. Eva erledigt ihre Aufgaben im Grunde als fröhlicher Mensch. Sie organisiert, leitet, macht dies, macht das, macht alles meist gutgelaunt, mit Freude. Selbst zur Zigarette greift sie leidenschaftlich. Eine nach der anderen drückt sie aus.

In letzter Zeit aber ist Eva müde. Unbeschreiblich müde. Eine unerklärliche, bleierne Müdigkeit macht sich oft breit in ihr. Dann will sie nur mehr schlafen. Schlafen, nur schlafen. Irgendwie wird ihr das alles zu viel. Bei großem Stress sticht ihr die Brust. Dann läuft sie jedes Mal zum Arzt und lässt eine Mammografie machen. Jahrelang läuft das nun schon so. Ihr Mann, ein angesehener Polizist, versucht sie zu mehr Bewegung zu animieren, vielleicht hilft ihr das. Sie will nicht, sie ist doch schlank und braucht das nicht, sagt sie. Sie will bloß ausruhen, schlafen. Bloß schlafen.

Dann kam der 11. November 1998. Die morgendliche Dusche, dann das Eincremen. Sie spürte etwas in ihrer Brust. Einen Knoten. »Ich wusste es sofort. Der Tumor ist da.« Es war das eingetreten, wovor sich die umtriebige Frau in ihren stillen Stunden immer gefürchtet hat. Der Tumor war da. Pünktlich. Denn Eva ist zu diesem Zeitpunkt 41 Jahre. 41 Jahre, das ist das Alter, in dem ihre Mutter den Tumor bekam. Mit 46 starb die Mutter an Brustkrebs. Mutter ging nie zu einem Arzt, ließ sich nie untersuchen. Erst zwei Wochen vor ihrem Tod, da war es viel zu spät. Eva hat sich immer vor diesem Alter gefürchtet. Ihren 40er wollte sie nicht feiern, denn er war der Vorbote des gefürchteten 41. Lebensjahres. Da war also der Knoten in der Brust, der Tumor, wie sich Eva sicher war. Sofort ging sie zu einem Arzt, ein Freund der Familie, der tastete die Brust ab, setzte sich dann scheinbar wie in Zeitlupe und sagte. »So, jetzt tust du genau, was ich dir sage.« Wortfetzen wie Mammografie, Operation, Strahlenbehandlung flogen an ihr vorbei. Als erstes stand Ultraschall am Programm. »Bei der Radiologin wollten sie mich wieder wegschicken. Weil ich keinen Krankenschein mithatte. Das gibt es doch nicht, dachte ich mir. Ich drehte leicht durch. Ich schrie, ich habe einen Tumor! Ich will eine Mammografie. Und zwar jetzt sofort!« Eva Steyrer schüttelt den Kopf und erinnert sich. »Es war ein heftiger Tag.« Dann: »Die Frau Professor dort sagte mir, ich soll nicht hysterisch sein, es sei bloß eine Zyste. Ich solle in ein paar Wochen wiederkommen.« Wieder musste der Hausarzt helfen. Er sagte ihr, sie solle sofort ins Krankenhaus Lainz fahren und sich um einen Operationstermin bei Professor Sevelda bemühen. »Ich rief im Krankenhaus Lainz an und sagte, ich brauche einen OP-Termin beim Professor.« Die Dame am Ende der anderen Leitung freilich wollte davon wenig wissen. Ob sie denn Privatpatientin sei, denn so einfach ginge das nicht beim Professor. Wieder wurde Eva Steyrer vertröstet. Doch im Bewusstsein, dass da ein Tumor in ihrer Brust ist, setzte sie sich durch. »Ich sagte, ich brauche sofort einen Termin.«

Noch in derselben Nacht saß sie im Auto Richtung Wien. Am nächsten Morgen stand eine Biopsie am Programm. Für Eva ein überflüssiges Prozedere, denn sie kannte die spätere Diagnose schon. Ich hatte meine gepackte Tasche schon mitgebracht. Ich wusste, ich fahre nicht mehr so schnell nach Hause.« Schnell war Evas Befürchtung bestätigt. Ein Mammakarzinom in der linken Brust. Brustkrebs im fortgeschrittenen Stadium. »Bösartig.« Ein golfballgroßer Tumor. »Er ist unheimlich aggressiv. Ein Tumor, der sehr schnell größer wird«, lautete die Auskunft. »Wären sie 14 Tage später gekommen, hätte es anders ausgesehen, sagte der Arzt zu mir«, so Steyrer. Möglicherweise habe der Tumor schon gestreut, hieß es. Das hieße, Metastasen hätten sich im Körper breitgemacht. Später stellte sich glücklicherweise das Gegenteil heraus: keine Krebszellen sind in die Blut- oder Lymphbahnen gelangt. Man sagte mir, dass das fast ein Wunder ist, bei dieser Größe. Aber auch ohne Metastasen stand sie vor einem gewaltigen Problem: Sie hatte einen aggressiven, schnell größer werdenden Tumor in der Brust. Und das, obwohl sie erst wenige Monate zuvor bei der Mammografie war und damals noch in Ordnung war. »Ich habe mich ja regelmäßig untersuchen lassen, weil ich ja immer Angst vor dem Krebs gehabt habe.«

Aufgeben? Niemals!

Die Diagnose war eindeutig. Sie ging in den Park beim Krankenhaus, setzte sich auf eine Bank und zündete sich eine Zigarette an. Dann ging sie umher und dachte nach. Jetzt war es also soweit. Jetzt ist das eingetreten, wovor sie sich immer gefürchtet hatte. Was sollte sie tun? Kurz dachte sie daran, sich vor die Straßenbahn zu werfen, ein schneller Tod wäre einfacher. Aber diesen Gedanken verwarf sie wieder, denn sie dachte an die Familie. »Bei Selbstmord würde Sepp doch die Lebensversicherung nicht ausbezahlt bekommen. Wäre doch zu blöd, jetzt haben wir schon jahrelang einbezahlt und dann bekäme keiner etwas dafür!« Trost fand sie beim Ehemann Sepp, sie weinten gemeinsam. Rasch fasste sie sich wieder. Rasch kehrte ihr Kämpfernaturell zurück. Aufgeben? Niemals!

Jetzt hieß es schnell handeln. Aber was tun? Zur Auswahl standen zwei Varianten. Zuerst die Chemotherapie und dann die Operation oder das ganze in umgekehrter Reihenfolge. »Was würden Sie tun, wenn Ihre Frau an meiner Stelle wäre?«, fragte sie den Professor. »Ich würde zuerst die Chemotherapie machen«, so die Antwort. Und so geschah es dann auch. »Diese Reihenfolge war damals noch nicht so üblich«, sagt Eva. Durch die Chemo sollte das Karzinom erst einmal schrumpfen, dann sollte brusterhaltend operiert werden. Doch der Weg zur Gesundung war lang. Und zuallererst musste die neue Patientin aus ihrem alten Leben gerissen und auf den Boden der Tatsachen geholt werden. Denn selbst im Krankenhaus, während die erste Chemo vorbereitet wurde, telefonierte sie in einer Tour. Wer sollte schließlich ihren Job zu Hause machen? Sie telefonierte, organisierte, war wichtig wie eh und je, fühlte sich unabkömmlich, nach wie vor. Bis der Stationsarzt, ein Psychotherapeut, der sie dabei beobachtete, diesem Treiben jäh ein Ende setzte. »Wenn Sie Ihr Leben nicht grundlegend ändern, sehen wir uns beim nächsten Tumor wieder.« Das hatte gesessen. »Das war der große Schnitt«, sagt Eva Steyrer rückblickend. »Ich musste meinen Perfektionismus, mein stressiges Leben, meine

permanente Überforderung endlich ändern. Ich begann zu überlegen, was ich ändern konnte, denn das war nicht so leicht. Die Klienten in meinem Beruf fragen mich nicht, wie es mir geht. Auch meine Familie brauchte mich doch«, sagt sie. Ihre Familie sah sie als Opfer ihrer Krankheit, sie selbst fühlte sich nicht als Opfer.
Doch zuerst einmal musste sie diesen Tumor besiegen, zuerst einmal gesund werden. Für die neue Patientin kamen nur schulmedizinische Maßnahmen in Frage. »Ich hätte mich nie getraut, herkömmliche Medizin wegzulassen.« Vier Chemotherapien vor der Operation, vier Chemotherapien danach. Der Plan von der brusterhaltenden Operation musste aufgegeben werden, der Tumor war schon zu groß. Die linke Brust wurde entfernt. Eva sagt das ganz gelassen. »Ich wollte ja, dass er mir die ganze Brust abnimmt. Ich wollte, dass er alles erwischt.«

Ein Warnschuss meiner Seele

Ihre Krankheit verheimlicht hat sie nie. Wäre auch nicht möglich gewesen. Als Gemeindepolitikerin und Sozialarbeiterin im Dorf, da kennt sie ein jeder. »Es hat sich wie ein Lauffeuer herumgesprochen, dass ich Krebs habe. Wie eine Bombe hat das eingeschlagen.« Die Folge: Etliche Freunde, die mit der Krankheit nicht umgehen konnten, verschwanden aus dem Gesichtsfeld der Steyrers. Dafür tauchten neue Menschen auf, die zu Freunden wurden. Die umtriebige Frau sprach mit vielen Menschen über die Krankheit Krebs, wurde bald selbst zu einer Ansprechperson für andere Erkrankte. »Das eigentliche Problem ist ja, dass über die Krankheit Krebs keiner reden will. Viele, die davon betroffen sind, sind völlig blockiert, weil sie Angst haben, zu sterben. Alleine durch diese Blockade schreitet die Krankheit möglicherweise rasanter voran. Ich habe mich halt der Krankheit gestellt. Habe mein Leben völlig geändert und es hat tatsächlich funktioniert! Und ich hatte halt auch großes Glück!« Dass sie nicht den Kopf in den Sand gesteckt hat, dass sie sich der Krankheit gestellt, sich intensiv mit ihr auseinandergesetzt hat, das sieht sie als wesentlichen Punkt ihrer Heilung. Eva, die nebenbei auch noch für eine Lokalzeitung schreibt, begann zudem ihre Geschichte aufzuschreiben. Aus ein paar Seiten wurde mit der Zeit ein umfangreiches Manuskript, das man ihr aus den Händen riss. Die große Nachfrage nach ihren Gedanken veranlasste sie schließlich, ein Buch (Diagnose Brustkrebs – ein Warnschuss meiner Seele, siehe Literaturhinweise) daraus zu machen und selbst herauszugeben. Ein Buch über ihre Gedanken, Empfindungen und die Phasen ihrer Gesundung. Sie beschreibt ihr »Ja zum Leben« und macht damit anderen Menschen Mut.

»Sie hat die Chemo mit dem selben Ehrgeiz betrieben wie vorher ihren Beruf«, sagt ihr Mann. Denn sie wollte die Krankheit besiegen, wollte gegen den oft als »unheilbare Krankheit« bezeichneten Krebs gewinnen. Trotz ihrer Bekenntnis zur Schulmedizin besuchte das Ehepaar nach der vierten Chemotherapie einen Naturheiler. Der leitete sie an, den Tumor symbolisch zu beerdigen. Was die beiden auch taten. Der »Tumor« liegt seitdem in Form eines Strohbündels in der Nähe eines Heustadels begraben. »Früher hätte ich dergleichen noch belächelt. Aber ich wollte leben!«, sagt sie, und dafür tat sie alles, was helfen könnte.
Die Zeit der Genesung, der Erholung bei der Familie war wichtig, aber zu kurz. »Ich habe das Jahr zu Hause genossen. Extrem genossen sogar.« Keine Verpflichtungen, sie hat nur gemacht, was ihr gut tat und ihr Freude machte. Und sie hat ihr Leben umgekrempelt. Denn sie haderte nicht lange mit dem Schicksal. Sie sah die Krankheit als die große Chance, ihr Leben grundlegend umzuorganisieren. Hat rausgeschmissen, was ihr schadet, und integriert, was ihr gut tut. In kleinen Schritten, aber stetig, ein Schritt nach dem anderen. Vieles probierte sie aus. Von Psychotherapie über Visualisierungstechniken, cranio-sakrale Osteopathie, Homöopathie bis hin zu Schüsslersalzen. Es galt herauszufinden, was ihr gut tat. »Durch meinen erkrankten Körper habe ich die Disharmonie zwischen Körper und Geist gespürt.« Eine Disharmonie, die gelöst werden wollte.

Als Erstes hörte sie mit dem Rauchen auf. Die ein, zwei Packungen Marlboro, täglich, gehörten rasch der Vergangenheit an. Als Nächstes nahm sie ihre Ernährung unter die Lupe. Das Ergebnis: Schweinefleisch verschwand von der Speisekarte. »Im Krankenhaus hat mir der Ernährungsberater empfohlen, Schweinefleisch zu meiden. Für uns Krebspatienten kam dafür Fisch auf den Teller.« Langsam aber sicher stellte sie ihren Speiseplan um, gesunde Lebensmittel lösten Fastfood ab. Kein Alkohol mehr, viel Flüssigkeit, frisches Obst und Gemüse.

Und Bewegung kam ins Leben der Eva Steyrer. Bewegte sie sich vor der Krankheit nur, wenn es sich nicht vermeiden ließ, so integrierte sie nun Wandern und Nordic Walking in ihren Terminkalender. Seit mittlerweile acht Jahren »walkt« sie regelmäßig, kann sich ein Leben ohne Stöcke gar nicht mehr vorstellen. »Früher wollte sie sich nicht bewegen, hatte keine Zeit, oder ihr ging es nicht gut, und so ließ sie es«, erinnert sich ihr Mann. Mittlerweile gehört Quigong zu den großen Muntermachern der ehemaligen Kebspatientin. »Das ist enorm kraftspendend!«

Zurück zur Zeit der Genesung. Der Tag des Jobbeginns rückte unaufhaltsam näher. Am nächsten Tag, Montag, sollte es soweit sein. Und da passierte es. Beide Seitenbänder rissen. »Einfach so, einfach während ich ganz normal gegangen bin.« Der Arzt sagte ihr, das seien Folgen der Chemotherapie, Kortison greife die Bänder an. Sie selbst glaubt, dass auch noch ein anderer Grund mitspielte. »Ich war noch nicht so weit, war noch nicht bereit zum Arbeiten. Alles, was passiert, hat auch ihre Ursache im Kopf.« Ein Gedanke, der sich in Evas Kopf mit der Zeit immer mehr verfestigt. Sie hat in dem Jahr nach der Diagnose zu Hause viel nachgedacht. Sie hat gelernt, auf sich zu schauen. Denn früher, früher war sie nur für andere da. Sie hatte nie gelernt, auf sich, auf das eigene Wohlbefinden, die eigene Psyche zu achten. »Der Schicksalsschlag sollte offenbar eine Mahnung sein, das zu ändern.« Seitdem hat sie in sich hineingehorcht. Was mit ihr passiert (ist). Und sie hatte eine Erkenntnis: Sie muss ihr Leben ändern. Muss langsamer leben, muss raus in die Natur. Doch wie ließ sich das mit Job, Politik und Familie vereinbaren? Denn nach der Verletzungspause musste sie wieder ihre »Frau stellen«, die Arbeitskollegen hatten lange genug ohne sie durchgehalten. Und jetzt war er wieder da, mit einem Schlag: Der Druck, der Stress, die vielen Termine. »Zurück in der Arbeit, das war die Hölle. Ich hatte anscheinend eine dünne Haut bekommen. Ich hielt keinen Lärm mehr aus, keinen Zigarettenrauch, musste meine Bürotüre schließen, das tat ich früher nie.« Eva erkannte schnell: So arbeiten wie früher, das konnte und wollte sie nicht mehr. Arbeiten wie früher, das bedeutete, ein Leben diktiert vom Terminkalender. Der Timer hatte sie im Griff gehabt, nicht sie ihn. Das zu ändern, war ein wesentlicher Schritt. Schon allein deswegen, weil die Verpflichtungen nicht weniger wurden. War sie früher »nur« normale Gemeinderätin, so wurde sie 2000 auch Vizebürgermeisterin.

Heute regiert der Rotstift. Denn rot im Kalender steht jetzt »Quigong« und »Walken«. Hatte sie früher bei der erstbesten Terminkollision ihre eigenen Interessen sofort hintangestellt, also ihre persönlichen Termine geopfert, so passiert ihr das heute nicht mehr. Ihre »Termine für mich« stehen felsenfest. Allerdings weiß sie: Diese Termine muss sie sich stets eintragen, sonst wird es daraus nichts. »Ich bekomme sonst wieder den Turbo.« Und genau das gilt es zu vermeiden. Familie, Beruf, Politik gilt es unter einen Hut zu bringen, aber ohne Überforderung, ohne »Turbo«. Heute spürt sie es körperlich, wenn es ihr zu viel wird. »Ich bekomme dann ein Gefühl, als hätte ich eine leichte Lähmung im Gesicht.« Und sie wird müde. Dann nimmt sie sich zurück, nimmt sich frei, geht in die Natur. Auch früher spürte sie diese Müdigkeit, konnte sie aber nicht interpretieren. Und sie wurde krank, bekam einen Ausschlag und leichtes Fieber. »Mein Körper hat mich niedergelegt«, weiß sie heute. Sie wusste zwar, dass ihr der Stress zuviel wurde, wusste aber nicht, wie sie ihn abstellen konnte. Heute weiß sie: Nein sagen, das will gelernt sein. Nein sagen, zum Selbstschutz, das ist manchmal lebensnotwendig.
Wesentlich zur Heilung beigetragen hat auch ihr Mann. »Er hat immer mit mir geredet, hat immer Zukunftspläne geschmiedet.« Selbst

in einer Zeit, in der man noch nicht davon ausgehen durfte, dass sie den Krebs besiegen könnte. Ihr Mann »zerrte« sie zwischen den Chemotherapien immer wieder an die frische Luft, sie redeten, machten Pläne, schafften zuerst nur kurze Wegstrecken, später dann immer längere. »Dass er immer an eine gemeinsame Zukunft geglaubt hat, hat mich enorm aufgebaut«, sagt Eva mit Seitenblick zu ihrem Mann. Und er: »Das war und ist wichtig, denn 80 Prozent der Leute erzählen einem nur, wer aller an Krebs gestorben ist.« Eva ergänzt: »Auch heute ist das nicht anders. Wenn man so was hört, das fährt einem von den Ohren in den Magen.«

Die Krankheit geht vom Kopf aus

Die dritte Säule der Gesundung: Zusätzlich zu den medizinischen Maßnahmen und dem geänderten Lebensstil setzte Eva Steyrer ihre Hoffnungen zu völliger Gesundung auf mentale Stärke. »Alles spielt sich im Kopf ab. Wovon man überzeugt ist, das wirkt. So trank ich während der Chemo literweise den Saft von roten Rüben. Für mich war das eben genau das Richtige. Ich habe daran geglaubt, dass die roten Rüben gut für mein Blut sind.« Positives Denken, Begeisterung, Optimismus. »Ich wollte gesund werden. Aber zuerst musste ich die Ursachen für meine Krankheit finden.« Keine leichte Aufgabe. Als ersten Schritt entschied sie sich für eine Rückführung in die Kindheit in Trance. Die Erkenntnis blieb nicht aus. »In meiner Kindheit fühlte ich mich immer zurückgesetzt. Vor allem gegenüber meiner behinderten Schwester. Sie war schwer krank und ich habe funktionieren müssen. Das Muster hat sich durch mein ganzes Leben gezogen.« Ihre Konsequenz aus dieser Erkenntnis. Heute ist sie sich selbst wichtig. »Heute komme zuerst ich selbst. Dann habe ich auch die Kraft, für andere dazusein.« Anfangs bereitete ihr diese neue Einstellung ein schlechtes Gewissen. Heute weiß sie, es war der einzig richtige Weg.

Ein Jahr nach Abschluss der Chemo, die Haare waren wieder nachgewachsen, bekam sie auf der Kopfhaut einen für sie unerklärlichen Ausschlag. Ihr Arzt und Freund, der ihre persönliche Situation und Vergangenheit gut kannte, riet ihr zu einer Familienaufstellung und empfahl ihr, eine Psychotherapeutin aufzusuchen. Einen Ratschlag, den Eva gerne befolgte, spürte sie doch, dass sie nicht nur gegen einen Tumor in der Brust, sondern auch gegen einen »Tumor im Kopf« anzukämpfen hatte. Es galt den Knoten in der Psyche zu zerschlagen.
Die Familienaufstellung war emotional heftig. »Ich bekam einen Stich in der Brust, ebenso wie die ›Darstellerin‹ in dieser Familienaufstellung. In der Brust hatte ich das Gefühl, als würde der Tumor wie ein Wollfaden aufgetrennt.« Was war passiert? Die Aufstellung brachte zutage, dass sie den Tod ihrer Mutter nicht verarbeitet hatte. »Ich kam die ganze Zeit mit ihrem Tod nicht klar. Sie hatte mit 41 Jahren Brustkrebs bekommen. Ich wollte ihr den Tumor abnehmen, psychisch gesehen. Dabei hatte ich die ganze Zeit wahnsinnige Angst, auch krank zu werden und daran zu sterben. Ich habe das aber verdrängt und konnte mich mit ihrem Tod nicht auseinandersetzen, weil es so schmerzhaft war.« In der Sitzung konnte sie sich erstmals richtig von ihrer Mutter verabschieden, konnte erstmals um sie weinen. Nachdem der »Tumor im Kopf« gelöst war, war sie sich sicher: Das Problem um die kranke Mutter war, neben einer genetischen Veranlagung, die Ursache für ihren Krebs. »Die Krankheit geht vom Kopf aus«, sagt sie.
Im Jahr 2003 war Eva erstmals felsenfest überzeugt: Ich überlebe das. Erst jetzt war sie sich ganz sicher. So sicher, dass sie sich die Strapazen eines Brustaufbaues antat. »Das war schmerzhaft, wirklich nicht ohne. Aber ich habe es gemacht, weil ich wusste, dass es sich jetzt auszahlt, weil ich am Leben bleibe.« Erst da war sie sich sicher, sie würde mindestens 50 Jahre, älter als so manche weibliche Verwandte. Mit dem gelungenen Brustaufbau schloss sie innerlich ihre Krankheit ab.
Rückblickend sieht sie zwei Punkte als wesentlich für ihre Heilung an. Erstens die medizinischen Maßnahmen im Krankenhaus (Chemo,

OP) und zweitens ihre geänderte geistige Einstellung. Mit positivem Denken in eine neue Zukunft. Heute stehen rund 200 Bücher über die Kraft der Gedanken zu Hause im Schrank. Besonders Bücher des Autors Erhard Freitag haben ihr geholfen. (Anmerkung: Erhard F. Freitag ist einer der Interviewpartner dieses Buches, er selbst hat auch Krebs besiegt.)

Hätte sie eine Zeitmaschine zur Verfügung und bekäme sie die Chance, mit dem Wissen von heute in die Zeit vor ihrer Erkrankung zurückversetzt zu werden, hätte sie die Krankheit verhindern können? Bei dieser Frage wird die sonst so quirlige Frau nachdenklich und ruhig. Eigentlich möchte sie darüber gar nicht nachdenken. Diese Frage lässt sich objektiv natürlich auch gar nicht beantworten, gefühlsmäßig jedoch glaubt Eva nicht daran. »Ich habe diese Erfahrung wohl gebraucht. Ich habe diesen Weg gehen müssen«, sagt sie. Früher, da hätte sie das Thema nicht interessiert. Das reine Wissen um Krebs, Ernährung, Stress etc. hätte ihr daher vermutlich auch nicht geholfen, meint sie. Eines dagegen weiß sie sicher: »Der Krebs war ein Schrei meiner Seele. Dadurch bin ich gezwungen worden, über mich und mein Leben nachzudenken und meinen Lebensstil zu ändern. Eine Chance, die ich ohne Brustkrebs niemals wahrgenommen hätte.« Das reine Wissen also hätte nichts genützt. Erst die Krankheit an sich habe sie aufrütteln können.

Der Krebs war 1998 in Evas Leben getreten. Seit Jahren bestätigen alle Untersuchungsergebnisse: Die Krebszellen sind verschwunden. Doch erst im Jahr 2006 ließ sich ihr behandelnder Arzt die Worte entlocken: »Jetzt kann man wirklich von Heilung sprechen.« Endlich die erlösenden Worte nach so vielen Jahren. »Ich spüre es aber ohnehin selbst sehr deutlich: Ich bin gesund. Ich muss nur aufpassen, nicht wieder so ein Turbo wie früher zu werden.«

Heute ist Eva ein neuer Mensch. »Ich sage jeden Tag, jede Stunde meines Daseins Ja zum Leben. Ja zur Liebe, Ja zum Glück, Ja zu mir.« Eva ist gesund, hat aber noch ein Ziel: Sie will sich diese Worte vom Arzt schriftlich geben lassen. »Das schaffe ich auch noch.«

Nachsatz: Und tatsächlich: Eva Steyrer hat auch dieses Ziel erreicht. Sie hat ihr »Geheilt« schriftlich bekommen. »Das Gefühl ist schwer zu beschreiben. Wie sehr ich bis zum Schluss gebangt habe, ob ich das Zertifikat tatsächlich schriftlich bekomme. Wenn einem derselbe Arzt, der vor 8½ Jahren die Diagnose Krebs ausgesprochen hat, die Diagnose ›Sie sind als geheilt zu betrachten‹ sogar schriftlich gibt, da läuft einem die Gänsehaut über den Rücken.«

PRIM. UNIV.PROF. DR. PAUL SEVELDA
FA. für Frauenheilkunde
1010 Wien, Ebendorferstr. 3
Telefon 406 41 57 Fax: 406 41 57 33

S.g. Frau
Eva Steyrer
Jörgerstr. 26
3163 Rohrbach an der Gölsen

Wien, den 8.5.2007

Betr.: Zur Vorlage bei Herrn Dr. Hartl

Sehr geehrte Frau Steyrer!

Frau Steyrer Eva, geb. am 7. 12. 1957 war heute zur ärztlichen Kontrolle in meiner Ordination. Der klinische Befund sowie sämtliche bildgebenden Untersuchungen zeigten keinerlei Hinweis auf ein neuerliches Auftreten der Brustkrebserkrankung. Frau Steyrer ist zum heutigen Tag als tumorfrei und geheilt zu sehen.

Mit freundlichen Grüßen

Univ. Prof.
Dr. PAUL SEVELDA
Facharzt für Frauenheilkunde
1010 Wien, Ebendorferstr. 3
Tel. u. Fax 406 41 57

PRIM. UNIV.PROF. DR. PAUL SEVELDA

Der Junge auf dem Tisch

Günther Berger

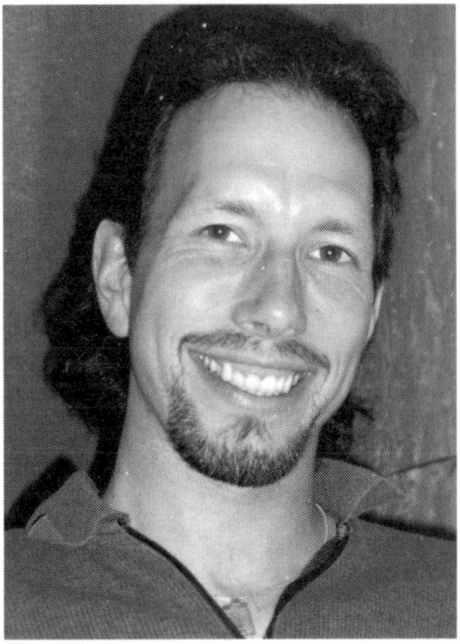

»Nehmen Sie den Buben vom Tisch, wir können nichts mehr für ihn tun.« Worte eines Arztes im Krankenhaus, gerichtet an eine Mutter. Gesagt, getan. Die Mutter nahm ihren Jungen vom Untersuchungstisch. Eine Geschichte erzählt von einem, den es eigentlich also gar nicht mehr geben dürfte. Günther Berger, heute 34 Jahre, sitzt gemeinsam mit seinen Eltern beim Interview. Sie blicken zurück. »Ich setzte mich nach diesen Worten hinter das Steuer und fuhr nach Hause«, erzählt die Mutter. Minuten, an die sie sich nur mehr verschwommen erinnert. »Ich weiß fast nicht mehr, wie ich es überhaupt geschafft habe, nach Hause zu kommen«, erzählt sie. Die drei, Mutter, Vater und Sohn, erinnern sich an das lang zurückliegende Jahr 1976. Eine Jahreszahl, die sich den Eltern eingeprägt hat, denn es war das Jahr, als ihr Leben auf den Kopf gestellt wurde.

Die Misere kam aus heiterem Himmel. Ihr dreijähriger Sohn Günther saß am WC, die Schüssel füllte sich mit Blut. Sofort war klar. Er muss ins Spital. In einem Wiener Kinderspital (das heute nicht mehr existiert) diagnostizierte man zuerst Nierenentzündung. Dann erkannte man einen Tumor. Später dann die dritte Diagnose: ein bösartiger

Tumor. Weil die Chirurgie gerade geschlossen war, wurde der Bub in das Krankenhaus Rudolfstiftung verlegt. »Ein Glück«, sagt Martha, die Mutter. Denn dort hat der Primar ihren Sohn selbst operiert. Mit dem Tumor wurde auch die Niere entfernt. Gleich nach der OP dann aber die kalte Dusche. Man machte den Eltern wenig Hoffnung. »Der Tumor war größer als die Niere selbst. Es sieht nicht gut aus«, sagte man uns, erinnert sich Martha.

Dann wurde ihr Sohn wieder ins ursprüngliche Krankenhaus verlegt. Dort zeigten sich die Ärzte ratlos. »Sie wollten ihm Chemo geben, weil er aber so schlecht beisammen war, ging das nicht«, sagt die Mutter. Die Chemotherapie wurde also gleich wieder abgebrochen. Dann das nächste Übel: eine massive Wundheilungsstörung. Da man kein Mittel wusste, wurde der Bub wieder nach Hause geschickt. Mitsamt seiner offenen Wunde. »Das war ein riesiges Loch, da musste ich immer wieder Balsam reinschütten«, so Martha. Als das Loch zuzuwachsen begann, wurde der Junge wieder ins Spital aufgenommen«, sagt Martha. Auch dort hieß es: Nicht sehr aussichtsreich. Wir tun, was wir können. Bleiben Sie beim Kind, allein schafft er das nicht. Martha machte das gern und blieb. »Im alten Krankenhaus musste ich um mein Besuchsrecht kämpfen, hier war ich willkommen. Ein Fortschritt. Hier waren alle sehr menschlich zu uns«, sagt Martha.

Ein hoffnungsloser Fall?

Keiner der Ärzte glaubte, dass der kleine Günther das überleben könnte. Der Tumor hatte bereits gestreut, die Lunge war voller Metastasen. »Hätten sie gleich bei der ersten Einlieferung nicht wertvolle Zeit verloren und die richtige Diagnose gestellt, dann wäre das vielleicht nicht passiert«, ärgert sich Martha noch heute, mehr als 30 Jahre danach. Immerhin war jetzt, weil sich seine Verfassung gebessert hatte, eine Chemotherapie möglich. »Nach vier Wochen Intensivbehandlung sind die Metastasen dann am Röntgenbild nicht mehr sichtbar gewesen«, so Martha. Danach folgte ein jahrelanges Wechselbad der Gefühle. Der Junge durfte nach Hause, musste aber alle paar Wochen, manchmal sogar täglich, zu immer neuen Chemobehandlungen. »Oft mussten wir unverrichteter Dinge wieder nach Hause, weil sein Blutbild zu schlecht war für eine Behandlung«, sagt die Mutter. Wie viele Behandlungen das Kind über sich ergehen lassen musste, weiß niemand mehr. »Es waren jedenfalls Dutzende, aufgeteilt auf zweieinhalb Jahre.« Für die Eltern war es eine Zeit der Belastung: »Günther war natürlich böse auf mich, ein kleines Kind kann ja nicht verstehen, warum ihm massive Schmerzen zugefügt werden und die Mutter schaut dabei zu.« Martha hatte da längst den Job aufgegeben, musste sich um ihr Kind kümmern. »Es ging ihm natürlich schlecht, die Haare gingen aus, der Magen spielte nicht mit.« Kein Wunder, dass das Kind aggressiv reagierte und den Eltern die Schuld am eigenen Übel gab. Nach endlos scheinenden Monaten dann endlich das Ende der medizinischen Behandlung. An ein normales Leben für die Familie war aber auch dann noch nicht zu denken. Günther, jetzt sechs Jahre, musste jeden »gefährlichen« Kontakt meiden, konnte keinen Kindergarten besuchen. Denn sein Immunsystem war am Boden, Kontakt zu anderen Kindern galt es zu meiden. Auch das ging vorbei, der Tumor war weg, die Metastasen ebenso, es ging aufwärts. Die Jahre vergingen, die Krankheit rückte aus dem Mittelpunkt des Bewusstseins, verschwand letztlich völlig. Körperlich und mental.

Nur einmal noch wurde Günther von seiner Vergangenheit eingeholt. Mit 22 Jahren meldete sich ein starker Schmerz im Rückenbereich, der ihm selbst das Sitzen unmöglich machte. In der Chirurgie wusste man nicht so recht, was zu tun sei. »Der Arzt sagte, er kann mir nur die Nadel reinstecken und schauen, was rauskommt«, so Günther. Als immer wieder nur Eiter herauskam, war klar, man musste operieren. Vier Operationen folgten, nur, es hörte nicht auf zu eitern. Keiner wusste, wo der Eiterherd lag, die Ursache blieb unbekannt. Es hieß, man müsse eben so lange suchen, bis man den Herd findet. Schließlich fand man den Übeltäter. Es war ein Faden aus der Operation, als vor vielen Jahren der Tumor entfernt wurde. Der Faden hatte sich nicht – wie vorgesehen – aufgelöst. »Wir sagten den Ärzten, dass die frühere OP die Ursache für die Eiterung sein könnte. Wir wurden aber nur mitleidig belächelt und ignoriert«, ärgert sich Vater Robert heute noch über die unnötigen Schmerzen seines Sohnes.

Auf die Frage, warum ihr dreijähriges Kind Krebs (Wilmstumor) bekommen hat, wissen die Eltern, Martha und Robert, keine Antwort. »Wir wussten, bevor es passierte, nicht einmal, dass Kinder überhaupt Krebs bekommen können. Wir sind völlig ratlos, warum das passiert ist. Immer wieder fragten wir uns, warum? Es gibt keine Antwort. Auch gibt es in der Familie keine genetische Vorbelastung. Auch die Ärzte konnten uns es nicht sagen«, sagt Martha.

Apropos Ärzte. Nicht immer hat die Familie gute Erfahrungen gemacht. Die Ärzte im St. Anna Kinderspital, an die hat die Familie nur positive Erinnerungen, an die anderen, na ja. Besonders an Krankenkassenärzte erinnert sich Martha mit ungläubigem Zorn und Erstaunen. Sie lacht und es ist ihr vielleicht zum Weinen zumute, wenn sie sich erinnert: »Die Therapie für Günther war ja so endlos lang, die Medikamente zu bekommen oft eine Odyssee. Weil die Chancen für Günther so schlecht standen, sagte mir ein Kassenarzt ins Gesicht, ich solle mir halt noch ein anderes Kind anschaffen. Weil sie sicher waren, dass er stirbt und die Behandlung teuer war.«
Damals in den 70er Jahren hatte man noch nicht viel Erfahrung mit dieser oder ähnlichen Krankheiten. Auch lagen die Überlebenschancen bei Kinderkrebs nur bei etwa 20 Prozent, so Martha. Ganz anders als heute, da die Überlebenschancen bei Kinderkrebs sehr gut sind und bei rund 80 Prozent liegen. Eine weniger tragische Erinnerung: »Man sagte mir damals, dass der Bub klein bleiben würde, durch die Strahlentherapie nicht richtig wachsen würde, sagt sie und findet ihr Lächeln wieder, muss sie doch zu Günther, dem größten der Familie, aufschauen.

Zurück zur Frage: Warum also wurde der damals dreijährige Günther krank? Günther selbst glaubt an eine Art Vorherbestimmung. »Es gibt im Leben Ereignisse, die einfach auf deinem Weg liegen. Fixpunkte, denen du nicht ausweichen kannst. Ich glaube einfach, dass die Krankheit zu meinem Leben dazugehört hat und dass trotz all dem Schlechten, das mir wiederfahren ist, es doch für mein Leben auch gut war.«

Günther hatte die Krankheit 20 Jahre lang erfolgreich verdrängt. Erst vor zehn Jahren begann er seine Vergangenheit, an die er sich kaum mehr erinnern kann, Stück für Stück aufzuarbeiten. »Ich dachte jahrelang, dass ich damals Leukämie gehabt habe. Erst mit 14 erfuhr ich vom Tumor, das war ein echter Schock für mich. Weil ich Leukämie als Krankheit sah, die Kinder eben manchmal bekommen.« Die Eltern wollten mit ihrem Sohn schon früher über die Erkrankung sprechen, doch »er hat sich einfach nichts erzählen lassen«. Günther bestätigt das. »Ich habe meine Krankheit lange Zeit verdrängt. Es war für meine Umwelt ganz und gar unmöglich, mit mir darüber zu sprechen.« Als Schüler hatte er mit dieser seiner Umwelt Probleme. Er konnte mit keinem was anfangen, wusste zu diesem Zeitpunkt auch nicht, was mit ihm los war. »Ich habe es sogar geschafft, aus einer öffentlichen Hauptschule rauszufliegen.« Erst als er die große Narbe kosmetisch entfernen lassen wollte, erinnerte er sich wieder. »Ich habe mich letztendlich aber ganz bewusst gegen die kosmetische Operation entschieden, obwohl ich die Möglichkeit dazu gehabt hätte.«

Späte Aufarbeitung

Dann, wieder einige Zeit später, besuchte er ein psychotherapeutisches Seminar der Kinderkrebshilfe. »Endlich Menschen, denen es so ergangen ist wie mir. Lauter junge Erwachsene. Endlich Leute, die dich verstehen«, so Günther. Endlich eine Schicksalsgemeinschaft zum Austauschen der Gedanken. Es folgten weitere Seminare und dann vor drei Jahren ein weiterer Schritt. Günther gründete mit Gleichgesinnten die *Survivors* (www.survivors.at). Eine Gruppe von ehemals »jungen Krebspatienten«. Heute ist Günther Obmann der *Survivors* Österreich und setzt sich für die Anliegen Betroffener ein. Auch sonst, abseits der *Survivors,* ist Günther von einer sozialen Einstellung beflügelt. »Ich sehe die Welt mit anderen Augen.« Augen, die Hilfsbedürftigkeit sehen, wo sie vorhanden ist. »Mir wurde Zeit meines Lebens sehr viel geholfen. Auf diese Weise kann ich wieder etwas zurückgeben. Kann Menschen helfen, die Hilfe brauchen.« Er arbeitet ehrenamtlich, hilft auch im Alltag, wo er kann. Der Sportler Günther läuft Halbmarathon, ist begeisterter Bergsteiger, war Fahrradkurier, lebt gesund aus Überzeugung. 2001 bekam er das schriftliche Attest, geheilt zu sein. Heute bescheinigt ihm der Hausarzt »besten Allgemeinzustand«.

Bestens ist auch seine Beziehung zu seinen Eltern. »Ohne sie hätte ich keine Überlebenschance gehabt. Ich möchte euch danken für all den Einsatz, die Liebe und Zuneigung. Auch dafür, dass ihr meinen Weg der Aufarbeitung mit mir geht. Ich weiß, dass das nicht ganz einfach ist.«

Ein halbes Jahr sind schon sieben Jahre

Anna Leibetseder

Frau Leibetseder ist in Ottensheim, einem idyllisch gelegenen Ort an der Donau, geboren. Dort lebt sie schon ihr ganzes Leben, das bedeutet mittlerweile 73 Jahre. Nach dem Besuch der Handelsschule arbeitete sie im elterlichen Elektrounternehmen. Bis zur Geburt ihres ersten Sohnes im Jahr 1959. Geheiratet hatte sie schon ein Jahr zuvor. 1961 kam noch eine Tochter hinzu, und 1964 der zweite Sohn. Derzeit hält sie bei sechs Enkelkindern.

Die Beule unterm Arm hatte bereits Zwetschkengröße erreicht. Bei einem Krankenhausaufenthalt zeigte sie es den Ärzten, die aber nichts unternahmen. Auch der Hausarzt sah nichts Ungewöhnliches oder gar Bösartiges. Erst als eine befreundete Ärztin einen Verdacht äußerte, wurde der Lymphknoten entfernt. Die Biopsie ergab Krebs. Genauer: Follikuläres Keimzentrumslymphom Stufe 4. Das war im

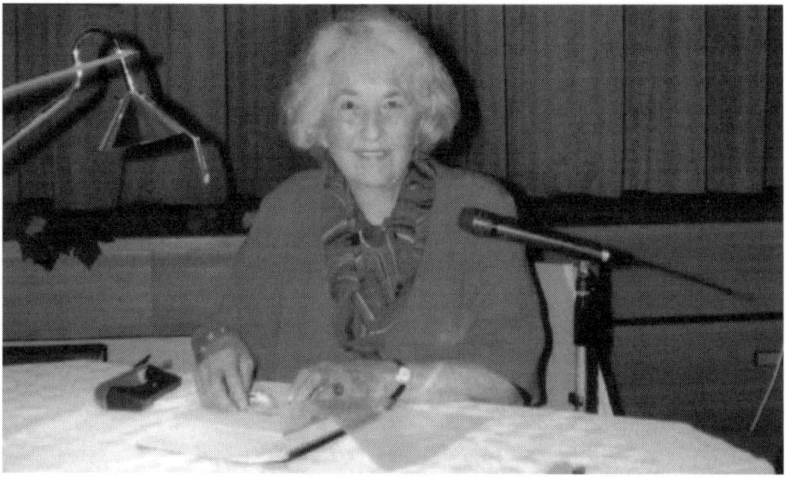

Jahr 2000. Was »Stufe 4« bedeutet, weiß Frau Leibetseder nicht so genau. »Auf alle Fälle ein Lymphom!«

Nach der Entfernung des Lymphknotens erfolgte eine mehrmalige Chemotherapie mit jeweils achttägigem Krankenhausaufenthalt. »Die Haare sind mir Gott sei Dank nicht ausgefallen!« Einer ihr bekannten Medizinerin erzählte sie von der Krankheit. Schockierenderweise sprach die von einer Lebenserwartung von möglicherweise nur einem halben Jahr. »Das hat mich schon sehr erschüttert!« Nach der Diagnose hat sie ihre »realistischen Eigenschaften« mobilisiert und ihre Dinge geordnet. Erstmals hat sie ein Testament abgefasst. Danach wurde eine Grabstelle angeschafft. »Damit ich wenigstens weiß, wo meine Asche ruht«, erklärt sie lächelnd. Denn sie ist sehr ordnungsliebend, »zumindest wenn ich die Energie dazu noch habe«.

Die Ärzte und die Krankenschwestern im Spital waren sehr liebevoll und aufmerksam und haben ihr stets Mut gemacht. Von Anfang an war sie eine »aktive Patientin«. Sie wollte immer alles über die Behandlung wissen. »Wenn ich etwas nicht kenne, werde ich manchmal durch meine vielen Fragen schon penetrant, für die Ärzte war ich sicher nicht einfach.« Anfangs hatte sie noch eine große Aversion gegen den Krankenhausbetrieb und »das Rattern des Infusionswagens«. Da stieg der Blutdruck, und sie wollte wissen, was da jetzt in ihren Körper gepumpt wird, »aber wenn ich alle Informationen habe, werde ich sehr pflegeleicht.«
Der erste Eindruck im Krankenhaus war aber schon ein Schock. Gleich am Anfang begegnete ihr eine junge Frau ohne Haare. Sie tat ihr so leid, den Anblick empfand sie als furchtbar. Als sie nach einer Untersuchung wieder auf ihr Zimmer kam, lag genau diese Frau neben ihr. »Ich hatte das Gefühl, der Tod liegt an meiner Seite.« Die Patientin erzählte ihr ausführlich von ihrem Schicksal. Für Frau Leibetseder war das Ganze wie ein Alptraum. Dieses erste Erlebnis hat sich in ihr Gedächtnis eingebrannt. Mit der Zeit trat ein Gewöhnungseffekt ein und sie erlebte ihre Umgebung nicht mehr so dramatisch.

Die Chemotherapie vertrug sie gut, Übelkeit verspürte sie keine. Die ganze Familie habe sie in dieser schweren Zeit unterstützt. »Mit mir, hinter mir, neben mir«, so beschreibt sie ihre Liebsten. Ihre Tochter führte viele Gespräche mit ihr, das tat ihr gut. »Mein Mann steht auch fest auf dem Boden, den wirft auch nichts so leicht um!« Sie habe eine vergnügte Familie. »Gott sei Dank!«

Warum hat sie ihrer Meinung nach das Lymphom bekommen? »Das kann ich mir wiederum gar nicht erklären!«, sagt sie. Mit so etwas hat sie nicht gerechnet. Denn eigentlich hat sie ein sehr glückliches Leben geführt. Lauter gesunde Kinder und Enkel, eine Familie, die sich sehr gut versteht und zusammenhält, ein romantisch gelegenes Haus mit großem Garten und idyllischem Ausblick. Natürlich kann der Alltag nicht immer in Harmonie und eitel Wonne verlaufen, »denn so ist eben das Leben«. Dies werde aber kaum so eine Krankheit auslösen. Die Mutter wurde 93, und es gibt in der Familie keinen ähnlichen Fall. Nur die gleichaltrige Cousine starb mit 33 Jahren an Leukämie. Dass der radioaktive Niederschlag in Folge des Reaktorunglücks in Tschernobyl etwas mit ihrer eigenen Erkrankung zu tun haben könnte, darüber habe sie schon nachgedacht.
Tschernobyl ist ein Thema, mit dem sie schon früher konfrontiert wurde. In den 90er Jahren nahm die Familie einige krebskranke Kinder aus dieser Gegend auf. Sie wohnten vier Wochen im Haus. Leider hatten sie furchtbares Heimweh. Und die Sprachbarrieren waren schier unüberwindlich. »Ein einziges Trauerspiel«, sagt sie heute. Gerne hätte sie den Kindern Geschichten erzählt und sie irgendwie getröstet. Aber das ging wegen der Sprachbarriere nicht. »Zum ersten Mal in meinem Leben fühlte ich mich richtig hilflos.«

Auch Frau Leibetseder verlässt sich nicht allein auf die Schulmedizin. An die Homöopathie und »das Ganzheitliche« glaubt sie sehr. Alle vier Wochen besucht sie einen Homöopathen, der ihr regelmäßig Tees und homöopathische Mittel verschreibt. Sie ist überzeugt davon, dass ihr die Anwendung hilft. Bei diesem Heilpraktiker bekommt sie auch eine persönliche Zuwendung. »Ich habe immer das Gefühl, der freut sich, wenn ich zu ihm komme!« Sie zeigte ihm ihre Krankenhausbefunde. Er bestärkte sie auch, die schulmedizinischen Behandlungen und Kontrollen auf jeden Fall regelmäßig zu machen. »Ich glaube, dass das Miteinander von Schul- und Alternativmedizin sehr gut ist.«

Ich fühle mich gesund

Darüber hinaus ist sie bei ihrer eigenen Tochter »in Behandlung«. Die Sozialpädagogin und Lebensberaterin praktiziert das sogenannte »Strömen« aus dem »Jin Shin Jyutsu« (siehe Literaturhinweise). Es wird vor allem zur täglichen Entspannung angewandt. Es bewirkt eine tiefgreifende Harmonisierung der Lebenskraft, beugt damit Krankheiten vor und führt zu größerer geistiger Gesundheit, mehr innerem Frieden und zu einer stärkeren Verbindung zu unserem »höheren Selbst«. Ihre Tochter hat ihr das erklärt und sie hat sich auch selbst damit beschäftigt. Eine Behandlungsmethode, bei der mittels Handauflegen die Energieströme im Körper in Gang gebracht werden. Unlängst hatte Frau Leibetseder eine Bronchitis. Ihre Tochter hat sie »geströmt«, und innerhalb kürzester Zeit wurde sie gesund. Der Vorteil der Methode ist, dass man sie selber ausführen kann. Eine Behandlung dauert ungefähr eine Stunde. Die Energieströme im Körper könne man gut spüren. »Das sind alles alte Weisheiten, die nun wiederentdeckt werden«, sagt Frau Leibetseder. All das zusammen ergibt für sie den Grund dafür, dass es ihr gut geht und dass sie in den letzten sieben Jahren eine so gute Lebensqualität hatte. »Ich kann sagen, dass ich mich vollkommen gesund fühle!«

Die Ärzte erklärten ihr vor sieben Jahren, dass man diese Krankheit nicht heilen könne. Sollten die Lymphknoten wieder einmal anschwellen, müsse man eine weitere Chemotherapie machen, wurde ihr in Aussicht gestellt. Sie erhält seit April 2006 lediglich alle acht

Wochen eine »Erhaltungstherapie mit Antikörpern« im Spital. Es geht ihr immer noch ausgezeichnet, und sie strahlt eine ansteckende Fröhlichkeit aus.

Mittlerweile hat Frau Leibetseder auch herausgefunden, dass es für sie besser ist, wenn sie wenig über ihre Krankheit spricht. Stattdessen widmet sie sich ihren zahlreichen Hobbys. »Kreativ war ich immer.« Sie stellte Porzellan- und Keramikpuppen her, malt oder schreibt Geschichten. Die Geschichten sind eine Mischung zwischen Selbsterlebtem und Erfundenem. Alle zwei Jahre findet eine Lesung unter dem Titel »Herbstlese« in ihrem Ort statt, die von einem Kulturkreis organisiert wird. Ihre Geschichten haben ungewöhnliche, heitere und erotische Inhalte. Ihr Mann ist Hobbywinzer, und rund um ihr Haus gedeiht ein Weingarten. Der Wein wird nach der Lesung verkostet. Ein Musikensemble spielt klassische Stücke, das letzte Mal war es Vivaldi. Das Schreiben entdeckte sie schon 1995 für sich. Das war kurz nachdem sie einen leichten Herzinfarkt erlitten hatte. Die Gründe für den Herzinfarkt waren ihr klar: eine emotionelle und körperliche Überforderung. Ihre erste Geschichte hieß deshalb auch »Infarkt«. »Mein schönstes und größtes Hobby ist aber der Garten, und dieser ist, neben meiner Familie, auch meine größte Freude.« Sich an den Blumen und an ihrem wunderbaren Duft zu erfreuen, nach getaner Arbeit im Garten zu sitzen, das genießt sie sehr. Darum ist sie auch gerne zu Hause, verreist wird eher selten.

Kann sie der Krankheit irgendetwas Positives abgewinnen? »Ja, die Rangordnung der Wichtigkeit verändert sich.« Und man werde demütig, was sie früher nicht so sehr gewesen sei. »Dankbar war ich aber schon immer!« Zum Beispiel für jedes liebe und freundliche Wort, das ihr entgegengebracht wurde. »Aber jetzt bin ich noch aufmerksamer geworden, dass ich diese Worte nicht überhöre!« Mit negativen Geschichten befasst sie sich kaum noch. »Dummerweise schaue ich immer noch die Nachrichten im Fernsehen.«

Viel Literatur zum Thema Krankheit hat sie nicht gelesen. Ein paar Jahre lang besuchte sie einen esoterischen Zirkel. Als sie die zur Schau gestellte Harmonie kritisch hinterfragte, fiel ihr auf, dass dort viel über Liebe und Verständnis gesprochen wurde, dass aber die Praxis ganz anders ausschaute. Das verunsicherte sie ziemlich, deshalb verließ sie diesen Kreis.

Frau Leibetseder hat noch viel vor. Zum Beispiel möchte sie noch Urgroßmutter werden. Dann steht in Kürze die goldene Hochzeit an. »Dass mein Mann es so lange mit mir ausgehalten hat, das müssen wir schon feiern!«, lacht sie. Ihr ältester Sohn renoviert schon seit einigen Jahren ein altes Haus. Da hat sie sich gedacht: »Ich möchte noch so lange leben, bis das Haus einmal fertig ist. Hoffentlich braucht er noch recht lange!«

Großes Lob findet Frau Leibetseder auch für die *Krebshilfe Linz*. »Dort sind Therapeuten, denen kann man alles anvertrauen, was einen bedrückt.« Die hören sich jene Sorgen und Anliegen an, mit denen sie ihre Angehörigen nicht belasten will. »Da kann ich mein Herz ausschütten.« Allgemein wird Frau Leibetseder als lebenslustig bezeichnet, und wenn man ihr gegenübersitzt, blitzt der Schalk aus ihren Augen. Außerdem muss sie noch ganz lange gesund bleiben, denn ihr Garten braucht sie. Vor allem um die vielen Blumen würde sich niemand mehr kümmern können. Alle anstrengenden und zeitaufwendigen Gartenarbeiten hat längst ihr jüngerer Sohn übernommen, was sie sehr freut und froh macht. Ihre Familie ist für sie ein »Geschenk Gottes«. Es ist ihr bewusst, dass diesbezüglich nicht jeder so privilegiert ist wie sie.

Ihre Erziehung war katholisch geprägt. Die Familie ging zwar nicht jeden Sonntag in die Kirche, aber wenn, dann war das für alle ein »ganz besonderer Feiertag«. Mit der Zeit gab es eine »gewisse Entfremdung« durch manche Ereignisse innerhalb der Kirche. »Da geht es vor allem um das Vertuschen und um Unwahrheiten.« Auch

mit manchen Dogmen tut sie sich schwer, und gewisse Aussagen des Papstes haben sie verunsichert. Der persönliche Glaube an Gott hingegen ist sehr stark. Sie glaubt vor allem an das Vermächtnis Christi, und an die Umsetzung seiner Lehre.
Hat sie die Ernährung umgestellt? »Eigentlich nicht.« Das frische Gemüse kommt sowieso meistens aus dem eigenen Garten. Mehlspeisen isst sie nach wie vor gern, die sind auch selbst gemacht. Ab und zu gönnt sie sich ein Schnitzel oder einen Schweinsbraten. Das schmeckt halt so gut! Sport betreibt sie keinen. Außer Radfahren. »Das muss man sowieso, wenn man kein Auto hat!« Das Ehepaar Leibetseder ist Zeit ihres Lebens immer ohne eigenes Auto ausgekommen.

Würde sie sich selbst als geheilt bezeichnen? »Das kann ich schwer sagen, ich erhalte ja diese Antikörpertherapie.« Was das genau ist, weiß sie nicht, »so ein Art Impfung«. Immer mit größeren Pausen, in den Jahren 2004 und 2005 brauchte sie gar keine Behandlung. Weil es ihr so gut ging. Ihre Blutwerte zum Beispiel sind ausgezeichnet. Sie macht einen vitalen Eindruck. Sie werde zwar nicht unbedingt gelobt von den Ärzten, aber manche freuen sich schon mit ihr. Sonst gibt es keine großartigen Kommentare. Aufmunternde Worte kommen aber immer wieder. So etwas sei auch ganz wichtig. »Wie bei einem Kind, das sich verletzt und die Mutter sagt: Das wird schon wieder!« Der kindliche Glaube, die liebevolle Berührung. Je mehr man da als Erwachsener noch mitnehmen könne, desto besser.

Negative Erfahrungen mit Ärzten? »Eigentlich nicht.« Außer einmal. Ein junger Turnusarzt, den sie mit ihren Fragen überfordert habe. Oder ganz am Anfang, als eine junge Krankenschwester zu ihr kam, mit einer Perücke in der Hand. Sie verkündete ihr, dass ihr bald die Haare ausgehen würden und sie nun rechtzeitig eine solche Perücke bestellen müsse. Ansonsten bekäme sie Depressionen. »Erschüttert und verunsichert war ich«, sagt sie, und lehnte aufgeregt ab. Von den Ärzten bekam sie dann die Versicherung, dass ihr die Haare bei dieser Behandlung nicht ausgehen würden. Und so war es auch.

Unangenehme Erfahrungen hat sie auch mit anderen »wohlmeinenden« Menschen gemacht. Eine Bekannte rief an und fragte sie: »Na, hast du schon das Hauberl auf?« Das sollte witzig oder tröstlich sein. Solchen Leuten erzählt sie eigentlich nichts mehr, oder sie sagt: »Danke, es geht mir gut!«

Selbstmitleid hatte sie kaum, als Opfer hat sie sich auch nie gefühlt. Helfen tut ihr ganz etwas Anderes. Ihre Tochter zum Beispiel brachte ihr während der ersten Therapie die besten Schokoladen vorbei. »Da habe ich die Glückshormone auf der Zunge zergehen lassen«, lacht Frau Leibetseder. Wenn sie heimkommt und der Garten ist wunderschön gepflegt, freut sie das immer wieder, dass ein lieber Mensch so etwas für sie macht. Die Kinder halten sie sowieso auf Trab. Nach dem Herzinfarkt schenkte ihr der ältere Sohn einen Computer. Anfangs habe sie sich noch gesträubt, aber das hat sie dann auch noch gelernt. Mit dem Computer ihre Geschichten niederzuschreiben sei eine große Erleichterung, »da gibt es ja die Korrekturtaste«.

Nicht mehr zuviel mit der Krankheit beschäftigen und darüber reden. Das sei kontraproduktiv. Gesundheit sei sowieso viel mehr als ein Befund auf dem Papier. »Gesund sein heißt, dass ich stark bin, dass mich das Leben freut, dass ich Farben sehe und die Düfte, die mich umgeben, wahrnehme!«

Der statistische Ausreißer

Gerald Holl

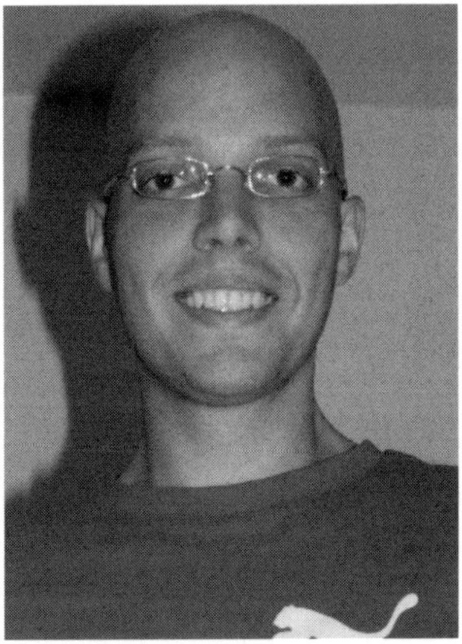

Im Jahr 2000 wurde ihm die Horrordiagnose gestellt: Knochenkrebs. Das war rund um seinen 20. Geburtstag. Gerald absolvierte gerade seinen Zivildienst beim Roten Kreuz, als er plötzlich Schmerzen im rechten Becken- und Hüftenbereich bekam. »Das ist der Ischiasnerv«, dachte er sich. Er kannte das Gefühl von früher, wenn er sich einmal verkühlt hatte. Doch es wurde zu einem »permanenten Schmerz«, der über ein halbes Jahr lang anhielt. Eine Physiotherapie brachte keine Besserung, also ließ er sich im Spital durchchecken. Das war wiederum der Beginn einer Krankenhausodyssee. Beim Röntgen im Krankenhaus Vöcklabruck wurde ein massiver Knochenschwund im Beckenbereich festgestellt. Eine anschließende Magnetresonanztomografie (MR) brachte einen Tumor ans Licht, aber was es genau war, konnten die Ärzte nicht sagen. Man schickte ihn zur genaueren Abklärung ins Welser Krankenhaus. »Die haben auch nicht weiter gewusst.« Also wurde er ins Wiener AKH überstellt. Während des fünftägigen Aufenthalts dort wurde endlich eine Biopsie gemacht. Anschließend musste er in das gegenüberliegende St. Anna Kinderspital wechseln. Dort waren die Spezialisten für seine Krankheit tätig, für das »multizentrische Ewing-Sarkom«, wie sein Krebs nun genannt wurde. Hauptsächlich Kinder bekommen diese seltene Krebskrankheit. »Ich war mit meinen 20 Jahren sowieso immer der Älteste dort!«, erinnert sich der heute 27-jährige Softwaretechniker. Seine Mitpatienten waren im Durchschnitt zehn Jahre alt, und »am Anfang fehlte mir schon ein adäquater Gesprächspartner«!

Sechs oder sieben Chemotherapien folgten über einen Zeitraum von fast vier Monaten. Fünf davon machte er in Wien, die letzten zwei in der Kinderklinik Linz. Von Anfang an bekam er eine sehr starke Chemotherapie. Die ist notwendig gewesen, weil der Tumor schon so groß war. Zwischen den Chemozyklen hatte er zwei Wochen Zeit, um sich zu erholen. Die Chemo bestand aus 30 bis 40 Tabletten pro Tag, diese wurden zerstampft und in Wasser aufgelöst. So musste er dieses »blaue Safterl« oral einnehmen. Die Schleimhäute litten am meisten, und gerade als sie sich wieder zu regenerieren begannen, folgte schon der nächste Zyklus.

Den Tumor habe man auch nicht so richtig greifen können, er sei förmlich um den Knochen herum gewachsen. Nach den vier Monaten folgte dann eine Hochdosis-Chemotherapie, die hat ihn »ziemlich hergehaut«. Die Schleimhäute im Mund waren am meisten betroffen, »die haben sich richtig heruntergelöst«. Essen und Trinken wurde zur Qual und schließlich zur Unmöglichkeit.
Dann sechs Wochen Isolierstation und die Infusion der körpereigenen Stammzellen. »Das war eine zähe Partie!« Die Stammzellen wurden vorher in einem aufwendigen Prozess aus seinem eigenen Blut gewonnen. Eine Zeitlang konnte er nichts essen und trinken, weil er »überall so offen« war. Da er keinen Appetit mehr hatte und sein Mund sowieso ein einziger Entzündungsherd, wurde er künstlich ernährt.

Nachher ist es ihm nicht sehr gut ergangen, zwei Monate braucht er, um sich zu erholen. Einige Male musste er wieder ins Krankenhaus für Bluttransfusionen. »Ich glaube, mein Körper war danach ziemlich beleidigt.« Nach diesen zwei Monaten sei er langsam aber sicher wieder »ordentlich auf die Füße gekommen«.

In der Wirbelsäule waren auch noch einige Metastasen, vor allem im Becken und im Bereich der Brustwirbelsäule. Im Sommer 2002 wurde er in dieser Gegend dann noch intensiv bestrahlt. Über drei Monate zogen sich die Bestrahlungen hin, fünf Tage in der Woche. Die Sanitäter vom Roten Kreuz haben ihn in dieser Zeit zum Krankenhaus und wieder zurück nach Hause kutschiert. »Da habe ich meine Kollegen vom Zivildienst wieder getroffen, das hat mir getaugt.« Diese Zeit der Bestrahlungen sei dann nicht mehr »so tragisch« gewesen. Da war er schon wieder ein bisschen unterwegs, ging unter Leute, »aber nicht unter die Massen oder zu einem Rockkonzert«. Verhältnismäßig gut sei es ihm da schon gegangen.

Seine Mutter drängte ihn schon ganz am Anfang der Therapie, zu einem Homöopathen zu gehen. Sie hatte einen Tipp bekommen, dass diese Behandlung und dieser Arzt, der ihr empfohlen wurde, gut sein soll. Gerald stand diesem Ansinnen positiv gegenüber. »Natürlich wollte ich alles Mögliche tun, damit ich wieder gesund werde!« Es musste ungefähr während des zweiten Chemozyklus gewesen sein, als er ihn das erste Mal aufsuchte. Die Erstanamnese dauerte »ziemlich lange«, an die drei Stunden, sein ganzes Leben in seinen Einzelheiten wurde dabei aufgerollt. Ein Haufen »Kügelchen«, »Q-Potenzen« und Ähnliches sei ihm verschrieben worden. »Meistens irgendetwas mit Phosphor.« Dieses homöopathische Medikament nahm er dann auch regelmäßig jeden Tag ein. Die Flasche zum Aufschütteln der »Hochpotenzen« trug er folglich auch immer bei sich. Und der Effekt? »So eine direkte Wirkung habe ich nicht gespürt, so dass ich mir gedacht habe, es geht mir dann so wahnsinnig gut.« Erst als wieder eine Untersuchung anstand, nämlich die Magnetresonanztomografie (MR), und sich herausstellte, dass der Tumor unerwartet schnell geschrumpft war, hat er sich gedacht: »Das bringt etwas, das ist nicht umsonst!« Obwohl natürlich niemand sagen konnte, von wo jetzt dieser Erfolg tatsächlich herkam, von der Homöopathie oder von der schulmedizinischen Behandlung. »Ich glaube, das war eher die Kombination von beidem.« Diese Kombination sei der »Schlüssel« zum Erfolg gewesen, und heute ist er der Überzeugung, dass er mit einem alleine nicht so gut gefahren wäre. Alle paar Wochen erfolgte ein telefonisches Gespräch, wo er seinem Homöopathen die Veränderung seiner Symptome schildern musste, worauf dieser die Behandlung darauf abstimmte. Symptome wie zum Beispiel Ohrensausen, Verspannungen oder Schwitzen. Alles wollte der Alternativmediziner von ihm wissen. »Das war eine interaktive Behandlung, das hat mir gefallen!«

Wie ist seine Familie mit seiner Erkrankung umgegangen? »Das war halt relativ tragisch, schließlich war ich nicht 80, sondern erst 20«, sagt Gerald. Die Familie und der engere Freundeskreis waren »ziemlich betroffen«. Vorher hatte er auch nie irgendwelche gesundheitlichen Probleme. »Nicht dass ich mich erinnern könnte.« Nur am linken Knie war einmal eine Infektion, wegen der er auch operiert wurde. Sonst gab es nichts. In der Verwandtschaft ist weit und breit kein Krebsfall bekannt.

Eigentlich lief alles optimal in seinem Leben. Er war ein geborener Optimist, machte alles mit Freude und Begeisterung. Im Sommer 1999 absolvierte er die Matura an der HTL, dann arbeitete er ein halbes Jahr in einem technischen Büro. »Meine erste richtige Arbeit nach der Schule, das hat mir schon getaugt.« Er ging gerne in die Arbeit, die Kollegen waren auch nett. Dann der Zivildienst. Auch da war er voll dabei. »Eigentlich war da nichts, was mich sonderlich gestresst hätte«, sagt Gerald. Da fiele ihm nur der Maturastress ein, aber den habe schließlich ein jeder! Natürlich wollte er von den Ärzten wissen, woher sein Krebs kommt. Eine Antwort konnte ihm jedoch niemand geben. »Letztendlich ist es egal, aber interessiert hätte es mich schon!«

Dass er einen äußerst schweren Krebs hat, wurde ihm von den Ärzten im St. Anna Kinderspital dann in einem längeren Gespräch und in Anwesenheit seiner Eltern mitgeteilt. Eine Überlebenschance von maximal 30 Prozent, hieß es dort. Man müsse eben ein paar Chemotherapien machen und dann weitersehen. Genaueres konnten ihm die Ärzte nicht sagen. »Am Anfang habe ich das noch gar nicht so richtig registriert, ich konnte gar nicht glauben, dass es da um mich geht.« Die Schwere seiner Krankheit schob er in den Hintergrund, er konzentrierte sich von Anfang an darauf, gesund zu werden. »Ich habe mir eigentlich immer gedacht, das schaffe ich schon!«

Schon damals hatte er es mit Ärzten oder Ärztinnen zu tun, »die ich nicht schmecken konnte«. Manche Ärzte könnten einfach nicht mit Patienten umgehen, das sei halt so. Ärzte, die sich erst gar nicht die Mühe geben, einem gut zuzureden, eher im Gegenteil, wo der Zynismus überwiege. »Gute Ärzte, aber menschlich beschissen.« Aber auch damit wurde Gerald fertig. Er dachte sich: »Redets nur weiter, ich weiß sowieso, dass ich es schaffen werde!« Und so war es auch.
Bei der ersten Kontrolle dann das erste große Erfolgserlebnis: Der Tumor ist massiv geschrumpft, die Behandlung hat optimal »angeschlagen«. Ein »gewaltiger Auftrieb« war das, erzählt Gerald. Da war er endgültig überzeugt, dass er es packen wird.
Der Tumor ist immer kleiner geworden, vor der Hochdosis-Chemotherapie war er nicht mehr zu sehen, auch nicht auf dem Röntgenbild. Trotzdem haben ihn die Ärzte überzeugt, dass er doch noch die anstrengende Therapie macht. Dem ging eine »intensive und längere Diskussion« voraus. »Vielleicht wäre es auch so gegangen, aber jetzt kann ich mir wenigstens sicher sein, dass nichts mehr kommt.« Er ist nachträglich froh, dass er sie gemacht hat, obwohl es eine »zähe Partie« war. Ein zweites Mal könnte er sich das nicht mehr vorstellen.

Sechs Wochen im Isolierzimmer waren mehr als genug, das Immunsystem hielt sich noch zurück. In dieser Zeit hat er auch abgenommen, auf weniger als 60 Kilo. Und das bei einer Körpergröße von 1,87 Meter. »Gewaltig abgemagert bin ich«, sagt Gerald. Danach wollten sie ihn im Krankenhaus noch »aufpäppeln«, aber Gerald hatte kein Interesse mehr daran. Er wollte nach diesen sechs Wochen der Isolation endlich nach Hause in eine »normale Umgebung«.

Die homöopathische Behandlung ließ er dann ausschleichen, ein halbes Jahr später hatte er das Gefühl, er braucht das nicht mehr. Ein gelegentlicher grippaler Infekt stellte sich ein, weil das Immunsystem noch nicht ganz auf der Höhe war. Der Homöopath wollte ihn noch weiter medizinisch begleiten, »aber mir ging es so gut und ich war so fit, dass ich das Gefühl hatte, ich brauche das nicht mehr«.
Auf die Ernährung begann er »ein wenig« zu achten. Es gab keine radikale Umstellung, Käsekrainer gab und gibt es genauso am Speiseteller wie gelegentlich einen Hamburger oder Pommes Frites. »Weil es mir einfach schmeckt!« Dafür musste zum Ausgleich immer genügend Salat und Obst auf den Teller. Oder ein Müsli. Also eine »halbwegs vernünftige Ernährung« sei schon wichtig.

Abgesehen von Homöopathie absolvierte er keine begleitenden alternativen Therapien. Auffallend ist seine mentale Stärke und sein Optimismus. Außerdem hatte er ein ganz klares Ziel: Er wollte »Software Engineering« studieren. Dazu musste er natürlich gesund werden. 2002 konnte er tatsächlich damit beginnen, heute ist er »DI FH«, also ein Diplomingenieur.

Also hatte er sich folgende Prioritäten gesetzt: Erstens, wieder gesund und fit werden und Leute treffen. Also im »normalen Leben« sein. Und zweitens, das Studium zu machen. Das Diplomstudium dauerte schließlich vier Jahre. Seit einem Jahr ist er fertig und er arbeitet jetzt im Bereich Forschung und Entwicklung. Derzeit wird von ihm ein »Wissenschaftspublikationssystem« entwickelt. Dieses Programm soll einmal für alle Fachhochschulen und vielleicht auch einmal für alle anderen österreichischen Universitäten zur Verfügung stehen. Eine enorme Erleichterung für alle Mitarbeiter der Unis soll es werden.

Die Kontrolluntersuchungen machte er regelmäßig, aber in der letzten Zeit vergisst er darauf. »Weil es mir so gut geht«, lacht Gerald. Einmal im Jahr, meistens im Sommer, sollte er sich schon anschauen lassen. Von der Wirbelsäule abwärts wird er dann mittels MR oder anderen Verfahren »durchleuchtet«.
Aber er weiß selber, dass es ihm gut geht. Wenn er Schmerzen hätte, würde er das nicht ignorieren.

Fast drei Monate lang lief er mit Krücken umher, weil der Beckenknochen schon »so marod« war. Auf einem Röntgenbild sei der Knochen schon richtig »durchsichtig« gewesen. Auf den rechten Fuß stieg er so gut wie gar nicht mehr drauf. Als der Knochen wieder stabil war, konnte er die Krücken wegtun. Dafür musste er wieder lernen, ohne sie zu gehen. Da waren am Anfang noch Probleme mit dem Gleichgewicht. »Ganz schief« sei er gegangen, und fünf Tage dauerte es, bis er wieder halbwegs gerade ging. »Das haben alle eigentlich sehr lustig empfunden«, grinst Gerald. Die Krücken waren eine Leihgabe des Krankenhauses und wurden umgehend retourniert.

Nach dem Krankenhaus ging es langsam wieder aufwärts. Natürlich war er noch schwach, kleinere Ausflüge ins Grüne, Treffen mit Freunden standen zu Beginn am Programm. Das Umfeld hat er als positiv empfunden, die Nachbarn freuten sich darüber, dass es ihm wieder so gut ging. Von den verschiedensten Leuten wurden ihm Glückwünsche übermittelt.

Mit dem »Positiven Denken« hat er sich nicht beschäftigen müssen, vielmehr liegt das in seinem Naturell. »Außerdem bin ich eher der kämpferische Typ. Ich bin nicht einer, der gleich aufgibt, wenn etwas nicht funktioniert.« Da haut er lieber einmal auf den Tisch, aber er kapituliert nicht gleich. Das ist auch ziemlich wichtig für seinen Job, da müsse man auch ein Kämpfer sein und durchbeißen. »Denn sonst kann man gleich kündigen!«

Seine Eltern seien auch eher positive Menschen. Bei ihm selbst kamen fast nie negative Gedanken auf. »Mindestens die Hälfte der Heilung macht die Einstellung aus«, ist Gerald überzeugt. Krebs mit Sterben zu assoziieren kam ihm gar nicht in den Sinn. Vielmehr dachte er sich manchmal: »Was reden die da für einen Blödsinn daher?« Konfrontation mit dem Negativen, nennt er das. »Damit bin ich ziemlich gut gefahren«, glaubt er. Er hat sich auch von den Ärzten nichts gefallen lassen, wenn da einmal einer mit Zynismus kam. Und er hat seinen eigenen Willen durchgesetzt. Da schreckte er auch nicht davor zurück, sich sogar mit dem Primar anzulegen. Als er dringend wieder einmal nach Hause gehen wollte, war dieser dagegen. »Ich habe das letzte Wort, wenn ich nach Hause gehen will, dann gehe ich auch nach Hause!«, herrschte er ihn an. Da musste sogar der Primar kurz hinausgehen, um die Fassung nicht zu verlieren. Schließlich wurde es ihm erlaubt. »Gegen die Ärzte muss man sich einfach manchmal durchsetzen.« Mit dem Durchsetzen hatte er keine Probleme, sein Selbstvertrauen ließ ihn nie im Stich. »Man merkt's mit der Zeit sowieso, was einem gut tut und was nicht, oftmals viel besser als ein Arzt!« Erfahrungen mit »guten« und »schlechten« Ärzten gehören zum Patientenalltag: »Ein Arzt, der mit Menschen nicht umgehen kann, der ist für mich kein Arzt. Da hat er einfach das Falsche studiert. So einer hätte besser Fleischhauer werden sollen!«, lacht Gerald. Genauso wie es die eher lässigen Typen gäbe, die findet er sympathisch, so wie den Primar im St. Anna. Der hat ihm auf die Schulter geklopft und gesagt: »Das machen wir schon!« Großen Rückhalt bekam Gerald auch von seinen besten Freunden. »Die haben voll zu mir gehalten!« Da wurde »gescherzt und geblödelt« im Krankenzimmer und er nicht wie ein Kranker behandelt. Auch mit seinem 14-jährigen Bruder wurde über alles geredet, außer über die Krankheit. »Und das war gut so!«, ist Gerald überzeugt.

Medizinisch war er vom Zivildienst her schon »sehr gut drauf«. Im Zuge seiner Krankheit wurde er zum regelrechten Experten. Leber, Nieren-, Blutwerte waren im geläufig, sowie deren Bedeutung. »Da habe ich schon sehr gut mitreden können!«

Praktisch ein Todesurteil

»Im Nachhinein klingt das alles sehr locker«, wird Gerald dann doch ein bisschen nachdenklich. Hätte man ihn kurz nach der Behandlung im Krankenhaus interviewt, »hätte er das auch noch anders gebracht«. Ein ehemaliger Arzt von ihm sagt heute: »Seine Krankheit war praktisch ein Todesurteil.« Jetzt aber erzählt Gerald lachend von seiner Krankheit, und man glaubt fast, das beträfe jemand anderen. »Manches vergisst man auch, aber es war schon ein brutaler Weg!« Derzeit trägt er eine Glatze, weil er sowieso eine »hohe Stirn« hat, da ist er erblich vorbelastet. So fallen die fehlenden Haaransätze nicht auf. Während der schweren Chemo sind ihm natürlich die Haare ausgefallen, aber damit hatte er auch keine größeren Probleme.

Seit gut einem Jahr ist er wieder mehr sportlich aktiv, vor allem Rad fahren. Seit der Schule war da eine größere Pause. In seiner Jugend war er bei der Feuerwehr, spielte Fußball, ging laufen. Nach dem Krankenhaus konnte er sich nicht so richtig zu etwas aufraffen. Und da er jetzt einen Bürojob hat, sportelt er wieder verstärkt. Er merkt den positiven Effekt: er wird nicht mehr so leicht krank, grippale Infekte und dergleichen haben sich reduziert.
Ein »Geheimmittel« hat er auch. Er isst gerne sehr scharf, die scharfen Gewürze sollen sehr gesund sein und auch krebsvorbeugend wirken. Das habe ihm ein Freund erzählt. »Ich glaube schon, dass da etwas dran ist.« Dass es aus der Natur genug Sachen gibt, die helfen, davon ist er überzeugt. »Es gibt nicht nur die Schulmedizin.«

Dass seine Heilung eine »sehr große« ist, ist ihm durchaus bewusst. Das wurde ihm auch mehrfach von den Ärzten gesagt. »Obwohl mir bis heute noch keiner gratuliert hat!«, lacht er. Dass es so gut ausgehen würde, damit haben die Ärzte nämlich nicht gerechnet. Die Statistiken sprachen eine andere Sprache. Gerald weiß, dass er ein »statistischer Ausreißer« ist. »Ich hatte schon das Gefühl, das schafft nicht jeder!« Aber als Vorzeigepatient wird und wurde er nie behandelt. Bei der nächsten Untersuchung will er die Ärzte fragen, wie sie seine Heilung nun tatsächlich einschätzen. Dass positive Ausgänge von Krebskrankheiten so wenig Beachtung finden, hält er für schade. »Es wäre auch gut, dass die Menschen und vor allem andere Kranke erfahren, dass es solche Menschen wie mich gibt. Das könnte ein Ansporn sein«, glaubt Gerald.

Eine Kugel voll Licht

Elisabeth Lueger

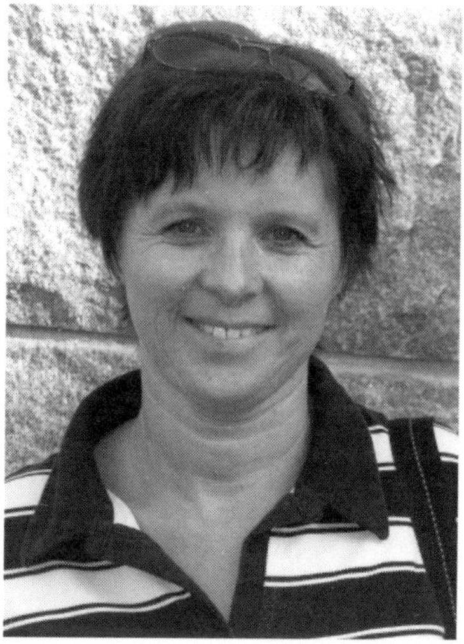

»Krebs hat eine Ursache. Wenn man diese findet, ist er heilbar.« Ein Satz, gesprochen vor rund 12 Jahren, war der Startschuss in ein neues Leben. Ein Satz, der das Leben von Elisabeth Lueger wieder ins Lot gebracht hat. Ein Leben, das durch die Diagnose Brustkrebs gründlich auf den Kopf gestellt war. 35 Jahre jung war sie damals, drei Kinder hatte sie schon zur Welt gebracht. Elisabeth war eine sehr junge Mama, mit 23 Jahren bekam sie ihre jüngste Tochter. Damals wie heute arbeitet sie als Betreuerin in einem Kindergarten. Ein Mann, drei Kinder, ein Job, von außen betrachtet, ein beschauliches Leben am Land. Innerlich freilich sah es eher düster aus. Persönliche Probleme setzten Elisabeth zu, ihre Lebensfreude war ihr verloren gegangen.

Wieder einmal stand eine Routineuntersuchung bei der Frauenärztin an. Diese ertastete einen Knoten. Für Elisabeth nichts Dramatisches, ihr wurden schon Jahre zuvor gutartige Knoten entfernt. Der Schock dann am nächsten Tag, nach der Mammografie. »Bösartig« hieß es da. Noch am selben Tag ging es zum Chirurgen. »Tut mir leid, die Brust muss weg, sagte mir der Arzt. Ich war in Panik. Krebs! Mein Todesurteil! So schoss es mir durch den Kopf«, erzählt Elisabeth. Sofort vereinbarte sie mit dem Arzt einen Operationstermin. »Völlig ohne nachzudenken. Der Tumor muss weg, sonst sterbe ich. Da war ich mir sicher.« Der Arzt konnte Elisabeth nicht beruhigen, im Gegenteil. »Mit seiner hektischen Art hat er alles noch schlimmer gemacht. Er war selbst wie vor den Kopf gestoßen, hat die Hände über dem Kopf zusammengeschlagen. So arg, so schlimm, sagte er. Er rannte auf und ab. Statt mich zu beruhigen, machte er mich mit seiner Hektik völlig panisch.«

Der Kick

Der OP-Termin stand fest, Elisabeth sah sich schon ohne linke Brust. Auch ihr Mann war am Boden zerstört, auch er konnte nur wiederholen, was der Arzt schon sagte: »Dann muss die Brust halt weg.« Bevor es aber soweit war, gab eine Kindergartenkollegin Elisabeth einen Tipp. Sie wisse von einem Herrn S., eine Art »Heiler«, der mit Krebspatienten arbeitet. Eigentlich war Elisabeth von den Worten ihres Arztes überzeugt und deshalb sicher, dass die Brust weg müsse. »Alles andere ist zu gefährlich, dachte ich mir. Aber als mich sogar der Mann meiner Kollegin anrief und mir geraten hat, ich soll den Herrn S. doch anrufen, war ich von so viel Anteilnahme gerührt und rief dann doch an.« Noch am selben Abend stieg sie ins Auto und fuhr zu diesem Mann. »Es war der 23. Dezember, abends, als ich bei ihm läutete. »Er sah mich an und wusste sofort, was mit mir los war. Er sagte mir, dass meine privaten Probleme schuld seien und dass ich mir die Brust nicht wegschneiden lassen soll. Mit seinen Worten und seinen heilenden Kräften gab er mir wieder Mut und Zuversicht und den Glauben, dass ich wieder gesund werden würde.« S. nahm laut Elisabeth kein Geld an, ließ sich also nicht bezahlen, er sagte: »Sie werden in ihrem Leben noch vielen Menschen helfen, das genügt mir.« Und dann folgte der Satz, der Elisabeth am meisten beeindruckte: *Krebs hat eine Ursache. Wenn man diese findet, ist Krebs heilbar.* »Das war der Kick für mich. Der Satz ist mir damals voll eingefahren«, sagt sie. Bei der Heimfahrt dann die Erkenntnis:

»Ich hatte wegen meiner persönlichen Probleme keine Lebensfreude mehr. Das Leben lief einfach nicht so, wie ich es mir gewünscht hatte. Ich war damals so abgestumpft, sah keine Natur mehr, keine Bäume, keine Berge, nichts.«
Bald darauf konsultierte sie einen Alternativmediziner. »Er konnte aus dem Röntgenbild der CT klar sehen, dass der Tumor in der Brust bösartig ist. Er konnte mir auch alle anderen Krankheiten, die ich schon hatte, sagen«, so Elisabeth. Mit dem bestätigten »bösartig« im Gepäck konsultierte sie wieder ihren ersten Arzt und wieder hieß es: »Die Brust muss weg.« Der Tumor sei einfach zu groß.
Weitere Röntgenaufnahmen ergaben, der Tumor wächst schnell. »Durch meine Angst hatte er sich in wenigen Wochen verdoppelt«, so Elisabeth. Der zweite Besuch bei Herrn S. machte sie so »stark«, dass sie den ersten Operationstermin absagte. Sie lief von einem Arzt zum nächsten, fand endlich einen Chirurgen in Krems, bei dem sie sich sicher fühlte. »So groß kann der Tumor gar nicht sein, dass die Brust weg muss, hat er zu mir gesagt.« Eine brusterhaltende Operation sei immer möglich. Am 8. Jänner dann fuhr sie wieder zu diesem Arzt ins Krankenhaus Krems. Und tatsächlich: Die Brust konnte gerettet werden, der Tumor wurde entfernt. Es wurden auch einige Lymphknoten am linken Arm, die von Krebszellen befallen waren, entfernt. Natürlich müsse man auf eine gute Nachbehandlung, also Chemo oder Strahlentherapie, achten, da sich ja noch Krebszellen in der Brust befinden können, hat ihr der Arzt im Krankenhaus Krems gesagt.

Wieder zu Hause, begann für Elisabeth eine neue Zeitrechnung. Die Zeit nach der OP. Die Zeit ihres Umdenkens, ihres »Sich-Bewusstmachens«, die Zeit der Meditationen, der Suche danach, wie sie ihr Leben besser, gesünder gestalten könnte. »Kaum war ich daheim, kam eine Bäuerin zu mir und erzählte mir von einer ehemaligen Krebskranken, die mir weiterhelfen könnte. Leider war die gerade verreist.« Doch Elisabeth blieb nicht untätig, besuchte einstweilen eine Kinesiologin. »Sie testete mich aus, legte mir ihre Hände auf

und gab mir Energie.« Damals war Elisabeth auf derartige Praktiken noch nicht vorbereitet und bekam es mit der Angst zu tun. »Was tut die denn da? Ich weiß nicht, ob ich das will«, dachte sie. »Da hat mir die Kinesiologin gesagt, ich soll keine Angst haben, Jesus ist bei mir.« Als sie diese Worte hörte, beruhigte sich die religiös erzogene Frau.
Dann besuchte sie einen Arzt mit Schwerpunkt Homöopathie. »Nach einem genauen Blutbefund sagte er mir, dass der Tumormarker zu hoch ist. Und dass ich zwar genug Killerzellen habe, also Zellen, die gegen Krebs ankämpfen, dass diese Zellen aber nicht arbeiten.« Es folgten Spritzen mit Mistelpräparaten und jede Menge Spurenelemente.
Bei einer Untersuchung im Krankenhaus Steyr dann die nächste Nagelprobe. »Mein Onkologe dort empfahl mir eine Chemotherapie. Ich wusste aber nicht so recht, ob ich das wollte, und erbat mir Bedenkzeit.« Elisabeth fragte ihren Homöopathen. »Wenn Sie glauben, dass es Ihnen hilft, dann machen Sie die Chemo. Wenn Sie voll dahinterstehen, dann hilft es Ihnen auch«, so sein Kommentar. »Inzwischen nahm ich Kontakt mit meiner Friseurin auf, ich wollte wissen, ob sie mir eine Perücke machen kann, denn der Onkologe hat mir geraten, ich sollte mir rechtzeitig einen Haarersatz besorgen, da mir bei der Chemo möglicherweise die Haare ausgehen werden. Das war alles sehr schlimm für mich«, so Elisabeth. Währenddessen sie der Homöopath und die Kinesiologin aufpäppelten, reifte in Elisabeth eine Entscheidung: Sie will keine Chemotherapie. »Mein Homöopath sagte, Sie trauen sich was! Er war für die Chemo.« Im Krankenhaus dann die kalte Dusche. Elisabeth erntete wenig Verständnis für ihre Entscheidung. »Jeder Arzt der Welt würde für eine Chemotherapie stimmen«, sagte ihr einer der Ärzte. Dennoch: Elisabeth blieb stur und verweigerte.

Elisabeth entdeckt ihre Heilkraft

Endlich kam auch jene Frau wieder nach Hause, die sie laut der Bäuerin unbedingt besuchen sollte. Eine ehemalige Krebspatientin und nunmehrige Energetikerin. »Diese Frau machte mir Mut. Sie riet mir, einen Reiki-Kurs zu machen, damit ich meine Energie spüren lernen kann. Im Gespräch mit ihr kam dann der Auslöser für meine Krebserkrankung ans Licht.« Einige Monate bevor der Tumor erkannt wurde, hatte Elisabeths Tochter einen schweren Autounfall. Die Polizei rief sie damals an, man sagte ihr nur, dass es einen Unfall gegeben habe und der Hubschrauber schon unterwegs sei. »Ich war wie vom Blitz getroffen. Sofort fuhren wir zur Unfallstelle, außer einem völlig demolierten Auto war der Ort aber schon geräumt. Ein absoluter Schock für mich.« Dieser Schock sei der Auslöser für ihren Krebs gewesen, da ist sie sich völlig sicher. Der Schock in Kombination mit ihrem schlechten psychischen Zustand aufgrund ihrer privaten Probleme. »Der Unfall, das war das Tüpfelchen auf dem i.«

Bei der Energetikerin wurde Elisabeths Akku wieder aufgeladen. Gesprächstherapien und das Beeinflussen der eigenen Gefühle durch Autosuggestion halfen ihr enorm. »90-mal hintereinander sagte ich mir immer wieder dieselben Sätze vor. Wie etwa: *Ich bin gesund und voll Energie.* Oder: *Ich bin mutig und stark.* Das gab ihr das Gefühl, selbst etwas tun zu können und nicht passiv zuschauen zu müssen. Sich selbst helfen, selbst etwas zur eigenen Gesundheit beizutragen, das war ihr wichtig. »Ich wollte mich also gesunddenken. Und das ließ sich mit einer Chemotherapie für mich einfach nicht vereinbaren. Weil wenn man eine Chemo macht, dann geht es einem ja sehr schlecht, ich wollte aber, dass es mir gut geht.«

Als Nächstes stand Reiki am Programm. Und Visualisierung. Soll heißen, Elisabeth stellte sich Bilder vor. Bilder voll Freude und Harmonie. »Ich sah mich in der Sonne tanzen, glücklich und fröhlich. Sich selbst so zu sehen, das ist wirklich wichtig. Vor allem, wenn man Tiefs, die zwischendurch natürlich immer wieder kommen, auffangen will.« Tiefs, die etwa dann aufblitzten, als sie wieder einmal im Wartezimmer eines Arztes saß, mit jemandem über ihre Krankheit sprach und der Gesprächspartner dann sagte: »Um Gottes willen, machen sie doch die Chemo!« »Ich war da für kurze Zeit wirklich bestürzt, fragte mich, ob ich das Richtige mache.« In dieser Situation sprang ihr Mann in die Bresche und baute sie wieder auf.

Als nächsten Schritt erlernte Elisabeth zu meditieren, besuchte einen Kurs »Entdecke die Heilkraft in dir«. Alle diese Techniken zusammen gaben ihr unheimlich viel Energie, wie sie sagt. »Ich spürte, wie ich mehr Kraft bekam, ich wurde selbstsicherer, die Angst ließ sich zügeln.« Eine ihrer Lieblingsmeditationen sah so aus: Sie hielt eine Glaskugel in Händen, dachte sich diese Kugel voll Licht in sich hinein, in ihre Brust, und aktivierte gedanklich so ihre krebsfressenden Killerzellen. Jeden Tag, pünktlich immer zur selben Uhrzeit, praktizierte sie ihr Ritual, »klinkte sich aus der Welt aus«: Meditation, Autosuggestion, Visualisierung. So lange, bis sie sich gesund und glücklich sah.
Nach mehreren Wochen der Meditation sah sie plötzlich folgendes Bild: Sie kam in die Arztpraxis ihres Homöopathen und er sagte zu ihr: Die Killerzellen sind wieder aktiv. Sie sind wieder gesund. »Ich spürte das damals auch ganz stark, dass es wirklich so ist. Dabei umarmten wir uns. Es war wie in einem Film«, sagt sie und lächelt. Wenig später dann hatte sie ihren realen Termin beim Homöopathen. »Mein Film spielte sich haargenau so ab wie in der Meditation. Nur, dass es dieses Mal real passierte. Als mir der Doktor dann sagte, dass die Killerzellen wieder aktiv sind, sagte ich nur, dass ich das ja schon weiß. Ich erzählte ihm, dass ich das Ganze schon in der Meditation gesehen habe, er konnte es aber nicht glauben.«
»Seitdem bin ich gesund«, sagt Elisabeth bestimmt. Seitdem, das bedeutet seit April 1995. Ausschlaggebend dafür, dass sie den Krebs besiegt hatte, war aus der Sicht der Kindergartenbetreuerin ihre mentale Heilung. Ihre Heilmeditationen vor allem. Und ihre positiven Suggestionen. »Und die Bücher von Louise L. Hay, wie etwa *Gesundheit für Körper und Seele*« (siehe Literaturhinweise), ergänzt sie. Bücher, die sie auch heute immer wieder gerne liest.

Elisabeth ist sich sicher: Wären der psychisch schlechte Zustand und die Panik um ihre Tochter nicht gewesen, ihr Krebs wäre gar nicht entstanden. Heute ist sie sogar froh um ihre Krankheit. »Ich muss sagen, Gott sei Dank habe ich Krebs bekommen. Weil heute ist mein Leben besser als je zuvor.« Heute sprüht sie vor Lebensfreude, ist viel selbstsicherer und entspannter als je zuvor. »Ich bin dankbar, dass ich Krebs bekommen habe. Dadurch habe ich mich weiterentwickeln können.« So weit, dass sie sogar schon anderen Menschen helfen konnte. Elisabeth betätigt sich in ihrer Freizeit als Energetikerin. Sie misst mittels Einhandrute die Energie im Körper eines Menschen. »Durch das Lösen von Energieblockaden lässt sich viel bewegen«, sagt Elisabeth und strahlt, wenn sie an die Menschen denkt, denen sie, die ehemalige, selbst so auf Hilfe angewiesene Patientin, mittlerweile helfen konnte.

Mir sagt keiner, was ich schaffe und was nicht!

Jürgen Müller

Medulloblastom. Bis zum Jahr 2000 war das auch für Jürgen Müller ein Fremdwort. Es war ein Gehirntumor. Noch dazu eine der bösartigsten Varianten dieses Krebses. »Eigentlich bin ich schon seit sieben Jahre tot.« Wenn es nach der Schulmedizin ginge, dürfte er schon längst nicht mehr leben. Man bekommt den Eindruck, dass er sich für das Leben entschieden hat. So wie er immer alle Entscheidungen in seinem Leben selbst getroffen hat. Auch beim Kampf gegen den Krebs. Und der Erfolg gibt ihm recht. Jetzt hält er Krebsvorträge und gilt als medizinisches Wunder.

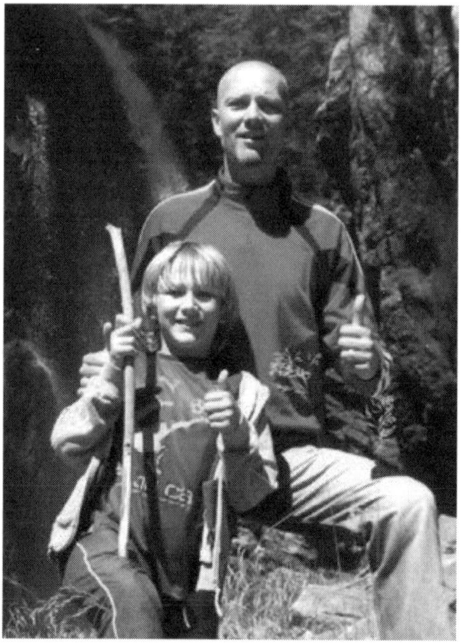

Sein Leben gehörte dem Sport, besonders Fußball hatte es ihm angetan. Seine Mutter wollte verhindern, dass er diese »gefährliche Sportart« vereinsmäßig ausübt. Darum beschränkte er sich zuerst auf Basketball, der Sport, den auch seine zwei Brüder ausübten. Als Jürgen zehn war, stellte er die Mutter jedoch vor vollendete Tatsachen: »Mutti, ich hab mich im Klub angemeldet!« Sein Talent war groß und wurde auch gleich erkannt. Bereits mit 14 erfolgte das erste Landesligaspiel, mit 15 Jahren war er Stammspieler in der Kampfmannschaft, mit 16 holte ihn der Bundesligaklub VOEST, und mit 18 war sein erster Einsatz in der Bundesliga. Ab 19 war der gelernte Betriebsschlosser Profifußballer. »Leider bin ich zehn Jahre zu früh auf die Welt gekommen«, lacht er. Heutzutage fallen die Gagen nämlich um einiges höher aus. Trotzdem verdiente er gut, war erfolgreich und beliebt. Mit Anfang 30 beendete er seine Profikarriere und begann bei einem regionalen Fernsehsender zu arbeiten. Nebenbei jobbte er als Model, so konnte er sein gutes Aussehen auch noch zu Geld machen.

Im Mai 2000 dann die erschütternde Diagnose: Gehirntumor. Vorher ging es ihm vier Monate schon sehr schlecht. Ein Dauerschwindel machte ihm das Leben zur Hölle. »Bei gewissen Bewegungen bin ich einfach umgefallen.« Arbeiten konnte er immer noch, aber er musste sich eine eigene Taktik zurechtlegen, wie er sich bewegen, insbesondere umdrehen, konnte. Wenn es gar nicht mehr ging, fuhr er einfach früher nach Hause. So konnte er seinen Zustand noch eine Zeit lang kaschieren.

Die Diagnose war ein Schock, er musste operiert werden und sich auf die Operation innerhalb kürzester Zeit vorbereiten. »Im Endeffekt bin ich dann hingegangen wie zu einer Blinddarmoperation.« Der Eingriff erfolgt keine Sekunde zu früh. »Den Juni hätte ich wahrscheinlich nicht mehr überlebt, das Medulloblastom ist normalerweise eine Sache von sechs Monaten!« Dafür verweigerte er konsequent die Chemotherapie. Der Grund: Es konnte sein, dass er nachher geistig »nicht mehr voll da ist«, wie ihm die Ärzte erklärten. Da saß er in seinem Rollstuhl bereits nach überstandener Kopfoperation, machte gerade wieder die ersten mühsamen Schritte, »und da schlägt dir schon wieder einer den Hammer auf den Kopf«. Es war nicht nur die Angst, es war auch ein intuitives Wissen, dass die Chemo nicht gut für ihn ist. »Das ist wieder ein Leben, das ihr abhaken könnt, aber nicht mit mir!«, verkündete er den verblüfften Ärzten. Die machten das erste Mal Bekanntschaft mit dem Eigensinn und dem eisernen Willen des Ex-Fußballers. Es sollte nicht das letzte Mal gewesen sein. Nicht nur gegen die Ärzte, sondern auch gegen seine eigene Familie musste er sich mit seiner Meinung durchsetzen. Die warf ihm vor, durch die Verweigerung der Chemotherapie seine sowieso geringen Überlebenschancen wegzuwerfen. Nach zwei Wochen rief ihn eine Ärztin an und fragte, wann er denn endlich zur Therapie komme. »Ich brauche nicht zu kommen, weil ich die Chemo nicht mache!«, kam es zurück. Die Ärzte sahen die Chancen 50 : 50, dass sein Gehirn im Falle einer Chemo dauerhafte Folgeschäden erleiden könnte. Ein Risiko, das Müller auf keinen Fall eingehen wollte. Denn er wusste von Anfang an: »Ich brauche einen starken Geist, um die Krankheit besiegen zu können!«

Von Anfang an ließ er sich von seiner Intuition leiten. »Wir hören zuwenig auf unseren Körper und auf unsere Emotionen«, sagt Müller heute. Entscheidungen fielen letztendlich nicht mit dem Kopf, sondern mit dem Herz. Normalerweise entscheidet der Arzt, wann eine Operation bzw. eine Behandlung stattfinden soll. Müller entschied selbst. Immer erklärte er den Ärzten, wie viel Zeit er brauchte, um den nächsten Behandlungsschritt über sich ergehen lassen zu können. »Weil ich mich einfach mental und körperlich darauf vorbereiten musste.« Wenn man nicht 100-prozentig bei der Sache sei, habe eine Behandlung keinen Sinn. Und vor jeder Therapie hieß es Kräfte sammeln. Etwas tun, das einem Spaß macht, oder sich in die medizinische Materie einlesen. Er wusste, dass dies notwendig war. Vielleicht kam dieses Wissen auch vom Sport, wo man sich auf den Gegner auch optimal vorbereiten und einstellen muss. Damit man dann geistig und körperlich voll dabei ist und alles geben kann.

Heute sei er sogar dankbar, dass er »diesen Weg« gehen habe dürfen. »So wie ich mich heute als Mensch definiere und so wie ich mein Leben sehe, da hätte ich 500 Jahre alt werden müssen, um das zu schaf-

fen!« Oft erschrickt er über sich selbst, weil er die Entwicklung selber gar nicht so mitbekommt. Dann fragt er sich: »Habe ich letztes Jahr auch schon so gedacht?« So wie der Krebs schleichend ist, so entwickelten sich auch seine Ansichten schleichend.
Natürlich war es schwierig, wieder ins normale Leben zurückzufinden. »Arbeitsmäßig braucht mich niemand mehr in der Wirtschaft.« Er habe auf seiner Stirn einen Stempel, da stehe oben: »Krebspatient«. Gott sei Dank sei er aus dem Sport gekommen, »sonst hätte ich das alles wahrscheinlich nicht geschafft«. Im Sport lernte er, positiv zu denken. Und ein Kämpfer sei er immer gewesen, ein Kämpfer mit einer starken Psyche.

Emotions für krebskranke Kinder

»Ich habe das Leben so gelebt, dass ich auch die Krankheit überleben kann«, weiß Müller rückblickend. Und jetzt will er für krebskranke Kinder etwas tun. Das nennt Müller »das Hobby zum Beruf machen«. Einen Erlebnishof für krebskranke Kinder mit allen Arten von Tieren, angefangen von kleinen Ponys, Lamas, einem irischen Wolfshund etc. Konzipiert ist der Erlebnisbauernhof »Emotion« (siehe Anhang) für bis zu 18 Kinder. Im Sommer könnten es noch mehr sein. Ein Männchen als Logo in den Farben Rot, Grün und Blau steht für die wichtigen Eigenschaften Liebe, Treue und Hoffnung. Das Motto von »Emotion« lautet: gemeinsam Spaß haben, Mut, Zukunft. »Die Kinder sollen sich wie in einem 5-Sterne-Hotel fühlen«, sagt Müller über sein Herzensprojekt. Gefühle pur soll es geben. Nicht nur bei den Kindern, sondern auch bei den Betreuern. Vielen werde es »die Tränen herausdrücken«, glaubt der zweifache Vater. »Wir können heute mit unseren Emotionen sowieso nicht mehr umgehen.« Und es wird einen intensiven Kontakt mit der Natur geben. All das, was Kinder nach einem anstrengenden Krankenhausaufenthalt brauchen.

Die richtigen Leute zur richtigen Zeit gekannt zu haben, das ist einer der vielen Erfolgsfaktoren für Müller. Ohne das »Vitamin B« würde er heute nicht mehr leben, ist er überzeugt. Wäre er als »Nobody« in der Grazer Uniklinik aufgetaucht, hätte man ihn abgewiesen. Eine Krankenschwester wollte ihn schon heimschicken. Ein Onkel von ihm setzte alle Hebel in Bewegung und bewirkte es schließlich, dass er dort operiert werden konnte. »Vitamin B ist leider sehr wichtig!« Ein Lance Armstrong oder andere Spitzensportler hätten, abgesehen von einem starken Willen, ganz andere Möglichkeiten, zu einer optimalen Behandlung zu gelangen, weiß Müller. Tatsächlich sind die Parallelen zur Heilungsgeschichte des Radrennfahrers Lance Armstrong (siehe Literaturhinweise) auffallend. Armstrong hatte Hodenkrebs mit Metastasen in Lunge und Gehirn und eine äußerst schlechte Prognose. Auch Armstrong fällte die Entscheidungen immer selbst. Und er konnte sich die Ärzte aussuchen. Diese Möglichkeiten hat nicht jeder. »Würden wir allen Menschen diese Möglichkeiten geben, könnten es noch viel mehr schaffen.« Entscheidend sei aber der Wille. Und dieser Wille war nicht nur bei Armstrong, sondern auch bei Müller stark. Genauso wie der Kampfgeist. Wie ein Fußballmatch, das 90 Minuten dauert und keine Minute kürzer, ging er den Kampf seines Lebens an. Nach der ersten Operation, kaum aus dem Rollstuhl heraußen, ging er auf die »Lichtensteinklamm«. In seinem damaligen Zustand eigentlich eine Unmöglichkeit, darüber waren sich nicht nur die Ärzte einig. Doch die Menschen um ihn herum wussten, dass sie ihn sowieso nicht davon abhalten konnten. Auf einem schmalen Steg und zwischen steilen Felswänden quälte er sich, begleitet von seiner Freundin, die steile Klamm hinauf, unter ihm tiefe Wasserschluchten. Jeder Schritt ein Risiko und eine mörderische Anstrengung. »Ich weiß bis heute nicht, wie ich dort hinaufgekommen bin.« Oben angelangt, haben beide geheult. Ein Gipfelsieg mit weitreichenden Folgen, denn ab diesem Zeitpunkt wusste er: »Mir sagt keiner mehr, was ich schaffe und was nicht!«

Müller erzählt seine Geschichte in Vorträgen, um anderen Menschen Mut zu machen. Wenn man mit ihm spricht, kann man weise Worte und Sätze hören. Nur sind die nicht angelesen, nur reine Theorie, sondern pure und unmittelbare Lebenserkenntnis. »Das Negative ist dazu da, dass ich mich als Mensch positiv weiterentwickeln darf.« Man könne sich auch hinsetzen und sich selbst bedauern und in Mitleid versinken. »Wenn ich mich aber auf das Positive konzentriere, dann kann es wachsen und immer größer werden.« Das Leben bestehe aus Hochs und Tiefs, aus Yin und Yang. »Wir kommen auf die Welt, um zu sterben. Das Einzige, was uns geschenkt wird, ist die Zeit.« Punkt. Was jeder aus der Zeit mache, die ihm zur Verfügung steht, sei jedem selber überlassen.

Der Arzt ist nicht Gott, er ist ein Dienstleister

»Der Arzt zeigt mir den Weg, gehen muss ich ihn selbst.« Müller ist als schwieriger Patient verschrien, ein Sturkopf, der seinen Willen durchsetzt. »Wir dürfen eines nicht vergessen: der Arzt ist nicht Gott, der Arzt ist ein Dienstleister. Wenn ich nicht krank bin, hat er keine Arbeit.« Mit dieser pragmatischen Ansicht eckte er an, vor allem natürlich bei Medizinern. Im Grunde genommen spricht er nur mit seiner Vertrauensärztin. Die kennt ihn schon seit sieben Jahren. »Gemeinsam haben wir viel geschafft.« Mit so viel Selbstbewusstsein können manche nicht umgehen und fühlen sich in ihrer Ehre gekränkt. Es gab eine Szene mit einem Stationsoberarzt, der ihn anschrie, als er wieder einmal nicht das machen wollte, was er sagte: »Ich bin der Arzt, sie sind der Patient!« Da sei er »heißgelaufen«, denn er weiß: »Wenn ich alles gemacht hätte, was die Ärzte sagen, dann wäre ich längst tot!« Es gebe eben solche Ärzte, die zwar fachlich gut, aber menschlich »ein Depp« seien. Manche spielten die »beleidigte Leberwurst«. Er hingegen wusste ja immer, dass es auf ihn selbst ankommt. »Statt dass die Ärzte froh sind, dass sie einen mündigen Patienten haben, der entscheidungsfähig ist, wird man selbst als Volltrottel hingestellt.« Folglich erschien er auch nicht bei den Ärztevisiten. Die Rituale dort brachten ihm nichts.

Nach der Kopfoperation entschied er sich, nach längerem Nachdenken, doch die Bestrahlungen zu machen. 29 Sitzungen mit einem riesigen Bestrahlungsfeld vom Kopf bis zum Steißbein. »Da wäre ich fast draufgegangen.« Nach der 15. Bestrahlung konnte er nicht einmal mehr seinen eigenen Speichel schlucken. Unvorstellbar schlecht sei es ihm gegangen. Er habe ausgesehen wie ein »Biafra-Kind«. Die Bilder dazu kann man auf seiner Homepage ansehen (siehe Anhang). Die von den Ärzten empfohlene Chemotherapie machte er nicht. »Wenn ich da noch eine Chemo gemacht hätte, hätte ich es sowieso nicht geschafft.« Nach erstaunlich kurzer Zeit hatte er sich auch von den Bestrahlungen erholt, bald war er wieder der Alte.

Im November 2004 fanden die Ärzte einen kleinen Tumor auf »C 1« (erster Halswirbel). Ein »Tropf«, der bei der ersten Operation im Jahr 2000 nach unten gefallen ist. Die Aussichten, das heil zu überstehen, standen erneut schlecht, die Operation war ein großes Risiko. Auch hier hat er die Entscheidungen selbst getroffen. Vor der Operation sagte er seiner Ärztin, sie solle alles abschalten, wenn die Operation schiefgehen würde. Vor dem Eingriff nahm er sich erneut eine Auszeit, und im Jänner 2005 rief er seine Vertrauensärztin an: »Jetzt bin ich soweit!« Die Operation war ein Erfolg, an einem Montag wurde er operiert, ein paar Tage später ging er bereits nach Hause.

Bei einer Untersuchung im Jahr 2006 stellte sich heraus, dass beide Tumore wieder gewachsen waren. Er setzte sich mit seiner Ärztin zusammen und es wurden die schulmedizinischen Möglichkeiten erörtert. Gemeinsam entschied man sich für eine Chemotherapie, und er sagte, dass er zur Vorbereitung darauf vier Wochen brauchen würde. In dieser Zeit stellte er sich darauf ein, und ging wieder zur Tat über. Von Juli bis November 2006 erfolgten 45 Chemoinfusionen, geplant waren sechs Zyklen, gemacht hat er fünf. Seine Entscheidung. Die fünfte aber auch nur »zur Sicherheit«. Dann kam die »Gamma-Knife-Punktbestrahlung«, verabreicht wurde ihm eine extrem hohe Dosis, dafür punktgenau. »Das Schlimmste, was ich je gemacht habe.« Das Ergebnis aber war höchst erfreulich: seit der Bestrahlung keine aktiven Krebszellen mehr.

Unglaublich, was der für einen Willen hat!

Während der Chemos ernährte er sich ausschließlich von »Aloe Vera« von »Forever Living« (www.flpg.at). Aloe ist eines der ältesten bekannten Heilpflanzen und für Müller ein weiterer Baustein seines Erfolges. »Ich hatte keine Nebenwirkungen!« Aloe enthält laut Müller alle notwendigen Vitamine und Spurenelemente. Die feste Nahrungsaufnahme reduzierte sich auf Dinkelhonigweckerl. Fünf Monate lang. Er verlor lediglich eineinhalb Kilo an Gewicht, und das bei einer der schwersten Chemotherapien, die es gibt. Ein unglaublicher Erfolg.

Nach der ersten Chemowoche ging es ihm nach wie vor ausgezeichnet. Er benötigte nicht einmal Medikamente für den Magenschutz. Neun Chemoinfusionen – es ging ihm gut. Dazwischen ging er Fußballspielen, auf einen Berg, ging laufen. »Was aber nur mit einem starken Willen geht«, räumt Müller ein. Bei einem längeren Lauf sei er »tausend Tode« gestorben, aber er hat es bis ins Ziel geschafft. Ein Freund sah ihm in die Augen und sagte: »Es ist unglaublich, was du für einen Willen hast!« Nach vier Wochen stellte sich heraus, dass die Tumore nicht gewachsen waren, was als äußerst positiv bewertet wurde. Auch ein Erfolg seiner umfassenden Vorbereitungen, auch äußerlich sichtbar: Die Haare kamen weg, als Glatzkopf begann er seinen Kampf. »Indianer schmieren sich vor dem Kampf etwas ins Gesicht, aber das konnte ich nicht machen, sonst hätten sie mich in die Nervenklinik geschickt«, lacht er. Während der Therapie ließ er sich von einer Zeitung begleiten, die den Verlauf der Behandlung dokumentierte. »Damit wollte ich Anderen Mut machen«, sagt Müller. Die Tumore sind verschwunden.

Wir müssen nicht, aber wir dürfen etwas tun

Eine Ursache für die immer zahlreicher werdenden Krankheiten sieht Müller in der Nahrung. In Lebensmittel seien kaum noch wertvolle Stoffe drinnen, durch Haltbarmachung, Bestrahlungen etc. Der Körper bekomme nichts Essenzielles mehr mit. »Und die Übersäuerung des Körpers ist der Anfang jeden Übels.« Eine Heilpflanze wie die »Aloe« werde von der Schulmedizin gar nicht wahrgenommen, obwohl die Wirkung unglaublich sei. Müller schwört darauf, damit entgiftet er seinen Körper, es gibt ihm jene Substanz, die sein Immunsystem stärkt.

Außerdem hätten sich die Lebensumstände rapide verändert. Das fängt an bei der Nahrung, der Umwelt, der Kosmetik, den Stress, den sich die Menschen machen. »Wir leben in einer oberflächlichen Welt, wo keiner mehr weiß, wer er eigentlich ist.« Es spielen einfach viele Faktoren zusammen. »Die Psyche ist angeschlagen, das Immunsystem ist angeschlagen. Dann kann Krankheit entstehen.«

Müller glaubt außerdem, dass die meisten Menschen, sobald sie krank sind, ihre Mündigkeit verlieren. Dinge, die selbstverständlich sind, sind es dann plötzlich bei schwerer Krankheit nicht mehr. Zum Beispiel auf die Toilette gehen. Umso mehr hieße es dann, sich aufraffen und etwas tun. Wenn man etwas lernen will, wenn man einen Partner haben will, immer müsse man etwas tun. »Letztendlich dürfen wir es tun, weil es ein Lernprozess ist«, sagt Müller. Aber wenn wir krank sind, rufen wir nach dem Arzt und sagen: »Bitte hilf mir, tu etwas!« Das sei die falsche Einstellung. Darum ginge es vielen so schlecht, zum Beispiel bei der Chemotherapie. Der Grund: »Wir sind von der Psyche her extrem schlecht. Das ist das größte Problem.«

Über Müller gibt es zahlreiche Zeitungsberichte, und er hat ein Buch geschrieben (siehe Literaturhinweise). Das Buch zu schreiben war für ihn eine Art Therapie, er schrieb es, anstatt zu einem Psychiater zu gehen. »Das wäre nicht mein Weg gewesen.« Das Schreiben tat ihm gut, da konnte er alles noch einmal aufarbeiten. Und er habe viel geweint dabei. Aber Tränen können bekanntlich heilsam sein.
Auch im Fernsehen war er präsent. Das »Phänomen Müller« interessiert und fasziniert einfach. Viele Leute rufen ihn an, meistens selber krebskrank. Er empfindet diese Anrufe aber nicht als Belastung, sondern vielmehr als Aufgabe. »Sonst hätte ich nicht diesen Weg gehen dürfen, dass ich sage, ich möchte anderen Menschen Mut machen.« Nachdenklich mache es ihn schon, denn einerseits habe er dreimal eine Diagnose bekommen, die jedes Mal ein Todesurteil bedeutete, »und schaue immer noch gesund aus«. Andererseits merke er aber, wie viele den Kampf verlieren. »Die meisten machen sich leider psychisch fertig.« Trotzdem gebe es viele Menschen, die weiterkämpften, bei denen der Weg noch nicht aus ist. Bei einem Vortrag vor einem Ärztekongress stellte er sich auf die Bühne und erzählte seine Geschichte. Der Saal war brechend voll. »Und ich durfte sogar überziehen – wie der Gottschalk!«, lacht er. Nachher kamen die Ärzte zu ihm, um ihm zu gratulieren. Das sei der schönste Vortrag des ganzen Kongresses gewesen, erklärten sie.

Wir sollten wissen, wozu wir auf der Welt sind

Heute weiß er, warum sein Leben so verlaufen ist. Weil er die Warnzeichen, die er in seinem Leben bekam, nie verstanden hatte. Oder nicht verstehen wollte. Als er 16 war, starb der Vater, »ein traumatisches Erlebnis«. Auch wollte er immer eine eigene Familie, aber gerade das hatte er, trotz seines frühen Ruhmes, nicht bekommen. Im Sport habe er sich »versteckt«. Dort bekam er alles.

Der Kinderwunsch ist längst in Erfüllung gegangen. Calvin ist zehn Jahre alt, Tochter Noemi fünf. Auch sie ist ein »Wunder«. Denn sie kam unerwartet, da es hieß, er könne nach seiner Behandlung keine Kinder mehr zeugen. »Sie ist ein Sonnenschein!«, lächelt er und zeigt auf ihr Foto. Trotzdem will er nicht in erster Linie für die anderen leben, sondern vor allem für sich. »Meine Kinder werden ohne mich auch groß, aber sie können nur dann etwas von mir haben, wenn ich gesund bin!« Dass seine Ex-Frau, nachdem er krank wurde, nichts mehr von ihm wissen wollte, machte ihm am Anfang schwer zu schaffen. »Aber das ist grundsätzlich ja okay manche Leute können halt nicht damit umgehen.« Jetzt hat er eine Partnerin, die ihn voll unterstützt und hinter ihm steht.

Viele Menschen fragen ihn, woher er die Kraft nimmt. Für viele ist das ein Rätsel. »Man darf sich selbst auch nicht so wichtig nehmen«, sagt Müller. Es gäbe viel wichtigere Dinge als sich selbst. Und es gebe immer Menschen, die es noch schlimmer haben. Das sagt einer, der durch die Hölle gegangen ist. Und er trauert nicht seinem »ersten Leben« nach, seinem Leben vor der Krankheit. »In meinem zweiten Leben kann ich den Menschen viel mehr geben!«

Jürgen Müller würde schulmedizinisch nicht als geheilt gelten. Seine Geschichte ist aber derartig bemerkenswert und außergewöhnlich, dass sie Aufnahme ins Buch gefunden hat. Drei »Todesdiagnosen« hat Müller überlebt, er ist der Prototyp eines Kämpfers. Nun engagiert er sich für krebskranke Kinder und er betreut zahlreiche an Krebs Erkrankte, die immer wieder um Rat und Hilfe ansuchen. Für uns ist er eindeutig ein »Sieger« über den Krebs (Anmerkung der Autoren).

Das war meine Art von Selbstmord

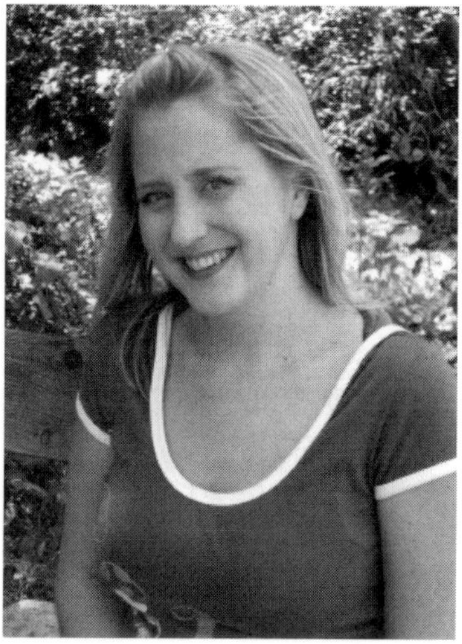

Andrea Fuchs

Jung, hipp, alles andere als auf den Mund gefallen. So präsentiert sich Andrea Fuchs beim Interview zu diesem Buch. Die 28-jährige Wienerin sitzt beim Japaner um die Ecke und sie erzählt ihre erstaunliche Geschichte. Sie erzählt sie so, dass man schnell merkt: Sie weiß, was sie will, und sie sagt, was sie denkt. Laut sagt sie es, jeder kann hören, was sie zu sagen hat. Es stört sie nicht, sie scheint es nicht einmal zu bemerken, dass die Leute im Lokal ihre Ohren spitzen. Sie erzählt salopp und mit viel Witz, oft möchte man lachen über tragische Details, im Grunde aber merkt man, auch heute noch berührt sie ihre Vergangenheit, ein Kapitel voller Emotionen.

Wenn sich Andrea heute als selbstbewusste junge Frau präsentiert, so kann man sich nur schwer vorstellen, dass das einmal völlig anders gewesen sein soll. Die ersten 20 Jahre ihres Lebens waren nämlich alles andere als angenehm und leicht. Aufgewachsen in schwierigen Familienverhältnissen, musste Andrea von klein auf um jedes Quäntchen Aufmerksamkeit kämpfen. Ihre ältere Schwester ist geistig und körperlich behindert, ihr galt die ganze Aufmerksamkeit der Familie. Der Mutter vor allem, denn die Mutter musste sich um alles kümmern. Kinder, Haushalt, Pflege. »Für mich war niemand zuständig. Ich blieb auf der Strecke. Ich bin im Bewusstsein aufgewachsen, völlig wertlos zu sein.« Zu ihrem Vater hatte sie ein sehr schwieriges Verhältnis, sie fühlte sich von ihm sehr schlecht behandelt.

Und so gingen die Jahre, erst war sie ein unglückliches Kind, dann ein unglücklicher Teenager. Sie wurde 15, stand wieder einmal vor dem Fenster und dachte an Selbstmord. Einfach auf den Sims klettern, hinunterspringen und Schluss. Es blieb beim Denken, beim Kummer. Mit 18 endlich ein Lichtblick. Eine große Liebe. »Auch die hat mein Vater zerstört«, sagt Andrea. Sie sagt, er habe einen Privatdetektiv auf den Burschen angesetzt, habe fälschlich behauptet, ihr Freund sei verheiratet. Mit 19 dann der große Bruch. »Ich habe da endlich realisiert, dass mein Vater mich nicht leiden kann. Ich habe kapiert, er mag mich einfach nicht. Die Erkenntnis, dass er mich nie gemocht hat, fuhr mir heftig ein«, sagt sie mit einem traurigen Lächeln. Der Bruch mit ihrem Vater, innen drinnen, war nun vollzogen. Die Mutter stand damals noch zu ihrem Mann, verteidigte ihn, noch. Ein Drama für die Tochter. Dann, einige Zeit später, endlich eine feste Beziehung, ein junger Mann, dem Andrea völlig vertraut. Sie schirmt ihn vom Vater ab, er soll nicht wieder zerstören, was ihr wichtig ist. Der Freund wird ihre erste wirkliche »Vertrauensbeziehung«. »Ohne ihn hätte ich das alles nicht überlebt«, sagt Andrea.

Kalte Duschen

»Das alles«, das war Krebs und noch einiges mehr. Denn einige Monate später, mit 20 Jahren, da wurde sie krank. Schmerzen am Knie. Abnutzungserscheinung der Sportlerin? »Am Röntgenbild sah man einen golfballgroßen, strahlend weißen Fleck.« Sie dachte sich nicht viel dabei, nur so viel, dass es wohl nichts Gutes sei. Dann kam die Magnetfeldresonanzuntersuchung. Der Orthopäde sprach von »gutartig«. Das sehe man klar und deutlich. Trotzdem wurde eine Biopsie gemacht. Fünf Tage musste Andrea warten, bis sie ein Ergebnis erfuhr. »Die Ärzte wussten nicht so recht Bescheid. Sie dachten an einen Fehler, dachten immer noch, dass es gutartig ist.« Auch Andrea dachte das, denn auch ihre Mutter hatte im Alter von 20 Jahren einen gutartigen Tumor im Knie.

Nach Tagen des Wartens dann die kalte Dusche. »Ich lag im Spitalsbett, plötzlich spazierten zehn Leute in den Raum und glotzten mich an. Einer von ihnen sagte mir, dass der Tumor bösartig ist. Er sagte irgendetwas von einer Chemotherapie und alles Mögliche, das ich nicht verstand.« Wie in einem schlechten Film. Osteosarkom (Knochenkrebs) im rechten *distalen Femur* (quasi Knie-Oberschenkel). Andrea verstand überhaupt nichts. Sie wusste damals nicht einmal, was eine Chemotherapie ist, wusste nicht, dass der Tumor mit Krebs gleichzusetzen ist. Nur eins wusste sie sehr bald: Der Tumor war »hochgradig« bösartig. »Mir wurde überhaupt nichts erklärt. Ich wusste nur, dass mich alle so seltsam anglotzen, das konnte nichts Gutes bedeuten.«

Zwei Stunden später lag sie im nächsten Spital, in einem Wiener Kinderkrankenhaus. Die Mutter wartete dort schon auf sie, mit rotgeweinten Augen. »Als ich realisierte, dass ich Krebs hatte, war mein erster Gedanke: Was tue ich bloß Mutter damit an.« Auch Andreas Freund stand bald am Krankenbett. »Ich sagte ihm, er kann mich verlassen. Wenn er gehen will, dann soll er das tun. Jetzt, und nicht später.« Der Freund blieb und stand zu ihr. Am nächsten Tag dann die erste Chemo. Dann die zweite, die dritte. Bis zur sechsten Chemo war es nicht schlimm, sagt sie. Dann bekam sie ein anderes Präparat. »Sechs Tage lang habe ich mich erbrochen. Noch dazu spielten meine Augen verrückt und ich sah nichts mehr. Sechs Tage erbrechen und blind, das steht auf meiner Hitliste ganz oben«, sagt sie und lacht. Danach wurde der Tumor operativ entfernt.

Wieder retour im Krankenhaus Nummer eins bekam sie eine Totalendoprothese im rechten Bein. »Leider hat sich der Arzt vertan und mir eine zu lange Prothese eingebaut.« Der Arzt rechtfertigte sich auf seine Weise. »Er hat gesagt, am Tisch haben die Beine gleichlang ausgesehen.« Dann wieder Chemotherapie. Nummer acht, neun ... bis zur Chemo Nummer 17 lief alles wie geplant. »Nur die Wunde am Bein wuchs nicht zu. Monatelang hatte ich ein offenes Knie. Aber keiner hat etwas dagegen getan. Ich wurde immer wieder nach Hause geschickt. Mit meiner offenen Wunde.« Einige Wochen später dann bekam sie starke Kopfschmerzen. Dennoch ging sie nicht ins Krankenhaus. Im Gegenteil, sie wollte wieder leben und unter Freunden sein. Abends bekam sie Besuch und plötzlich konnte sie nicht mehr sprechen. Die Freunde glaubten an einen Witz, solange bis sie mit Schaum vor dem Mund im Bett lag. Der Helikopter flog sie ins Krankenhaus. »So kam ich zum ersten Hubschrauberflug meines Lebens.« Sie lacht. Ein generalisierter Krampfanfall wurde diagnostiziert. »Man hat versucht, mir den Mund aufzubrechen«, sagt sie. »Ich konnte nicht reden, nicht denken. Meine Mutter sagt, ich hatte den Gesichtsausdruck eines Babys.« Die Ursache des Anfalls: »Das Gehirn war von der Chemo angeschwollen.«

Wenig später, im Juni 2000, die letzte Chemotherapie war geschafft, trat eine Infektion am Bein auf, die Prothese wurde ausgetauscht. »Gegen eine passende, diesmal.« Weiters wurden Muskeln und Haut transplantiert. »Beim Setzen eines zentralen Zuganges zum Herzen wurde mir von der Anästhesistin unabsichtlich die Lunge durchstochen und ich bin somit beim Aufwachen gestorben. Da ich aber noch ›ich kann nicht atmen, da ist so viel Wasser‹ sagen konnte, bevor es ganz aus war mit mir, konnte ich noch rechtzeitig zurückgeholt werden.« Ihre Mutter Edith erinnert sich, dass es plötzlich alle sehr eilig hatten, eine Wiederbelebung in Gang gesetzt wurde. »Beten Sie für Ihre Tochter, wurde mir zugerufen.« An die Zeit ihres Beinahe-Ablebens hat Andrea nur positive Erinnerungen. »Sterben ist angenehm«, sagt sie lachend, meint es aber ernst und sie präzisiert. »Der Moment, an dem du weißt, du stirbst, da verschwindet jede Angst. Eine endlose Liebe hat mich durchflutet. Ich fühlte mich endlich vollkommen angenommen.« Doch Andreas Zeit war noch nicht abgelaufen, sie wurde reanimiert und auf eine Intensivstation verlegt, »wo überhaupt erst bemerkt wurde, dass eine Seite der Lunge zusammengefallen war.«

Aus der Haut gefahren

Die Aneinanderkettung von Tiefschlägen war noch nicht vorbei. »Ich bekam viele Medikamente und wenig Aufmerksamkeit. Auch meine mehrmaligen Hinweise, dass etwas nicht stimmt, dass meine Zunge juckt, meine Augen jucken, wurden vollkommen ignoriert. Der Arzt sagte, das sind die Windpocken. Ich sagte, die hatte ich schon. Der Arzt sagte, dann haben Sie sie noch einmal.« Die »Windpocken« gipfelten in große Blasen, die sich am ganzen Körper der jungen Frau bildeten. »Ich bekam einen toxischen Schock, der mich so heftig getroffen hat, dass mein kompletter Körper die Haut abgestoßen hat. Wie aus der Haut gefahren. Dafür wurde ich sogar für ein medizinisches Fachmagazin fotografiert. Weil das so selten und so heftig war. Die Ärzte zweifelten schon daran, ob ich jemals wieder Haut haben würde, aber wie Sie sehen, habe ich das großteils wieder recht gut hinbekommen.« Ein toxischer Schock also. »Damals war ich wirklich ganz, ganz unten«, sagt sie und lacht.

Wieder zu Hause. Andrea sah sich im Spiegel. »Ich war fett, ich hatte keine Haut, ich hatte keine Haare. Ich hatte nicht viel Rückhalt. Und ich habe es trotzdem geschafft. Ich bin der lebende Beweis dafür, dass man immer eine Wahl hat. Und im Zweifelsfall hat immer der eigene Bauch recht. Ich bin jetzt 28 Jahre, es geht mir gut, ich weiß, dass ich alles schaffen kann.« Ihr Entschluss stand fest. Durchbeißen, nicht klein beigeben. Jetzt erst recht. Sie begann mit Rehabilitation. »Mein Bein war damals steif, aber mit meiner sturen Art habe ich einfach so lange trainiert, bis es wieder beweglich war und ich auch das Hinken fast völlig beseitigen konnte. Ich lebe allerdings mit großen Schmerzen. Aber die sieht ja niemand.«

Andrea absolvierte die Werbeakademie, nahm ab, wurde selbstbewusster. Das Vertrauen zu sich selbst stieg. »Meine Behinderung hatte mich verunsichert. Ich wollte das aber nicht zeigen. Ich wollte mich auszeichnen, ging nach Australien arbeiten. Danach stieg sie in einer großen Werbeagentur in Wien ein. »Mittlerweile bin ich eine der besten jungen Texterinnen Österreichs, schreibe für zwei Magazine Kolumnen und singe nebenbei noch viele Fernseh- und Radiospots in Österreich und Deutschland. Heute bin ich super!«

»Mein Leben hat sich um 180 Grad geändert und es war niemals besser, auch wenn es nicht einfach ist, gehbehindert zu sein. Heute gilt Andrea als gesund und sie fühlt sich als geheilt. Aber erst, seitdem sie einen endgültigen Schlussstrich gegenüber ihrem Vater gezogen hat. »Erst mit diesem vollkommenen Bruch fühlte ich die Krankheit als überwunden«, sagt sie.

Andrea wirkt heute befreit, selbst wenn sie auf ihr noch junges Leben voller Schicksalsschläge zurückblickt. Manche würden daran verzweifeln, Andrea scheint so stark wie nie zuvor. Manche würden fragen, »Warum ich? Warum musste das alles gerade mir passieren?« Nicht so Andrea. »Ich habe nie gedacht, warum mir das passiert ist. Mir war es immer klar. Es hatte psychische Ursachen. Krebs war der krönende Gipfel eines beschissenen Lebens. Das war meine Art von Selbstmord.«

Heute lebt Andrea nach dem Motto: Es ist passiert, mache das Beste daraus. Eine Psychotherapie half ihr, ihr Leben wieder zu ordnen und aufzuräumen. Und sie hat gründlich aufgeräumt. Sie hat ihr Leben gleichsam neu begonnen. »Dieses Mal mache ich, was *ich* für wichtig finde, wie *ich* es mir vorstelle. Vorher glaubte ich tun zu müssen, was andere meinten. Ich bin selbst verantwortlich für mich, das habe ich gelernt. Selbst verantwortlich. Das heißt: Ändere, was du ändern kannst, sonst bist du selber schuld.« Früher war sie todunglücklich, heute geht es ihr besser als je zuvor. Hatte sie die Krankheit gebraucht, um ein besseres Leben zu leben? »Wenn Krebs der Weg dazu war, dann war er gut«, sagt sie nachdenklich.

»Der Krebs gibt dir die Fähigkeit, zwischen wichtig und unwichtig zu unterscheiden.« Andrea hat begriffen, was wichtig für sie ist. Früher war sie unsicher, buhlte um jedes Lob, um Anerkennung. Heute ist sie stark, gelassen, quirlig, lässt sich nicht so schnell von jemandem etwas sagen. »Wenn du ganz unten warst, hast du keine Angst mehr«, sagt sie. Und sie hat eine Botschaft: »Niemand da draußen soll sich jemals von irgendeinem Arzt oder sonst wem sagen lassen, dass etwas nicht geht. Sonst wäre ich heute weder am Leben, noch hätte ich alles erreicht, was ich mir gewünscht habe.«

Ich bin gesund, und basta!

*Josefa und Ludwig**

Frau Josefa ist keine Frau der vielen Worte. Über ihre Krebserkrankung mag sie eigentlich gar nicht reden, weil die Schnee von gestern ist. »Ich bin gesund, und basta«, sagt sie heiter. Ihre direkte Art und ihre gute Laune hat auch ihre Krebserkrankung nicht erschüttern können, im Gegenteil. »Heute bin ich noch stärker als früher«, sagt sie. Früher, das heißt, die Zeit vor 1999, vor ihrer Erkrankung. Früher, wie auch heute, lebt sie ein harmonisches Leben inmitten ihrer Familie in einer idyllischen Kleinstadt. Ein Leben ohne große Probleme, ohne besonderen Ärger. Ein Leben nach ihren Vorstellungen.

»Wie ein Blitz aus heiterem Himmel hat mich das damals getroffen.« Denn die Mittesechzigerin war ihr Leben lang ein sehr gesunder Mensch. »Bis auf kleine Wehwehchen gab es da nichts.« Umso überraschender dann die Ereignisse der Jahre 1999 bis 2001. Also zurück ins Jahr 1999, genauer gesagt zum Tag der Sonnenfinsternis. Ausgerutscht ist sie an diesem Tag und hat sich den Fuß gebrochen. In ihrer typischen Art hat sie nicht viel gejammert und sich halt ins Krankenhaus gelegt. Keine große Sache. Bis ihr ein paar unerwartete Worte entgegengeschleudert wurden. »Sie wissen doch sicher, dass sie eine Blutkrankheit haben!«, rief ihr eine Ärztin zu. Irritierende Worte, durch Tür und Angel. Josefa freilich hatte davon keinen blassen Schimmer gehabt und war sprachlos. »Leukämie also. Eine Welt ist für mich zusammengebrochen«, sagt sie und fügt hinzu: »Aber nur für kurze Zeit.«

---

* Beide Namen geändert

Durch eine Bekannte hatte sie von einem guten Arzt gehört, der schon vielen Krebskranken geholfen haben soll und sich in Sachen Homöopathie besonders gut auskennt. »14 Tage musste ich wegen meinem Gipsfuß im Bett liegen, dann bin ich sofort zu dem mir empfohlenen Doktor Helmut Retzek (siehe Anhang) gefahren, und ich habe diesen Schritt keine Sekunde meines Lebens bereut. Er ist eine Koryphäe!« Der angesprochene Mediziner mit Spezialgebiet Homöopathie hat sie eingehend beraten und mit homöopathischen Medikamenten versorgt. »Eine Chemotherapie war nicht nötig, meine Blutwerte waren zwar schlecht, aber nicht so schlecht, dass ich eine Chemo gebraucht hätte.« Darin waren sich alle involvierten Ärzte einig. Also halb so schlimm das alles, die Blutwerte besserten sich, Frau Josefa stürzte sich wieder in ihr gewohntes Leben.

Tumor zum Schrumpfen gebracht

Eineinhalb Jahre später der nächste Schlag. Josefa ertastet einen Knoten in ihrer Brust. »Normalerweise gehe ich jedes halbe Jahr zum Frauenarzt, nur dieses Mal hatte ich es leider nicht gemacht«, sagt sie. Sofort geht sie zum Arzt, lässt sich röntgen. Die Sache ist eindeutig. Ein Tumor, drei Zentimeter groß. »Alle haben die Hände über dem Kopf zusammengeschlagen. So eine schlimme Sache!« Josefa wusste sofort, was zu tun war. Als Erstes holte sie sich ihre homöopathischen Medikamente. Wieder beriet sie »ihr« Arzt. Ihr gemeinsamer »Schlachtplan«: Mithilfe der Homöopathie wollte man den Tumor zum Schrumpfen bringen und danach sollte eine brusterhaltende Operation möglich sein. Anschließend daran sollte wieder eine intensive homöopathische Behandlung erfolgen. »Bei einem Tumor von drei Zentimetern verliert man die Brust, bei der Hälfte nicht«, sagt Josefa. Und tatsächlich, ihr Plan wurde Realität. Innerhalb von nur 20 Tagen hatte sich die Größe des Tumors halbiert. »Nur mehr 1,4 Zentimeter!« Sie sagt das recht stolz.

Nach der gelungenen Operation folgten 12 Einheiten Chemotherapie. »Da ging es mir wirklich schlecht, die Chemo hat sich mir stark auf den Magen geschlagen.« Unterbrochen hat sie die Therapie nur einmal. »Aus familiären Gründen.« Die Hochzeit ihres Sohnes stand an und sie wollte ihre Haare nicht verlieren. Nach Chemo und Bestrahlung dann nach einem Jahr endlich Behandlungsschluss. An diesen Tag kann sie sich noch genau erinnern. »Der 4. Dezember 2001 war es, seitdem bin ich für mich wieder gesund«, sagt sie bestimmt. Genau zehn Tage danach, am 14. Dezember, dann die nächste Hiobsbotschaft: Sohn Ludwig* hat Hodenkrebs. Josefa reagierte wie gewohnt: kein langes Jammern, kein Zaudern. »Du musst die Krankheit annehmen und durch«, hat sie ihrem Sohn gesagt und wieder den Homöopathen angerufen.

Die Krankheit annehmen und durch. Das ist ihr Rezept. »Nimm die Krankheit an!« Eine Empfehlung, die sie jedem Betroffenen geben möchte. »Sich bloß nicht gegen die Krankheit stellen. Und das Beste daraus machen.« Und positiv sein ist auch wichtig. »Ich war schon immer ein Positiv-Denker. Das Negative hilft ja nichts. Also warum dauernd schlechte Gedanken haben?«

Josefa selbst schwört heute auf Homöopathie und vor allem auf »ihren« Homöopathen. »Er ist ein Seelentröster«, sagt sie über Dr. Retzek. »Er spricht dir Mut zu. Ohne ihn wäre ich nicht wieder gesund geworden«, ist sie überzeugt und fügt hinzu. »Für mich ist er mein großes Glück.« Ebenso wie ihre Familie und vor allem ihre Schwester, die in schwierigen Zeiten immer für sie da war.
Sicher, auch die schulmedizinische Behandlung war nötig, aber die kleinen homöopathischen Kugeln, das war genau das Richtige für sie, sagt sie. Davon ist sie felsenfest überzeugt. »Im Krankenhaus selbst wollte man mit Homöopathie zuerst nichts zu tun haben. Als die Ärzte aber gesehen haben, dass der Tumor derart geschrumpft ist, haben sie es akzeptiert.« Ausdrücklich abgeraten von der Homöopathie freilich hat ihr kein Arzt. »Das wäre auch nicht möglich gewesen«,

sagt sie. »Ich hätte mir nichts dreinreden lassen!« Seit sechs Jahren sind ihre Blutwerte in Ordnung, sie lässt sich regelmäßig untersuchen. Ihre Kugeln nimmt sie auch heute noch. »Zur Vorsorge.« »Die sind gut für mich. Wenn ich in meinen Körper hineinhöre, spüre ich, die Kugeln brauche ich. Das habe ich durch die Krankheit gelernt. In den Körper reinzuhorchen.«

Dass sie seit einigen Jahren Pensionistin ist, glaubt man kaum. Sehr agil, geradlinig, voll Energie ist sie. Es hält sie kaum auf ihrem Stuhl. Die Arbeit wartet, die Küche wird gerade in Eigenregie renoviert. »Ich will die Mauer noch aufstemmen.« Also bloß keine Zeit mit grübeln und reden vergeuden! Hat sie ihre Krankheit vielleicht verdrängt? »Nein, auf keinen Fall! Aber was nützt es mir, wenn ich jammere? Gar nichts!«

Ob sie immer schon so stark war? »Ja. Und die Krankheit damals hat mich noch stärker gemacht.«

»OP gelungen, Patient lebt und lacht«, sagt sie und tut es. »Mit Krebs habe ich so etwas von abgeschlossen. Dadurch bleibe ich gesund.« Und wieder ihr Rezept: »Krankheit annehmen, durchgehen, abschließen. Und dann normal weiterleben.« Das heißt in ihrem Fall: Walken, Rad fahren, Gymnastik ... Aber nicht, um krampfhaft gesund zu leben, sondern einfach, weil es ihr Spaß macht.

Die Frage nach dem Warum lässt sie kalt. Warum sie ihre Krankheit bekommen hat? »Keine Ahnung. Es gab keinen Grund. Keine genetische Vorbelastung in der Familie, keine großen Probleme.« Keine Traumata, keine Kränkungen, keine seelische Ursache in Sicht. Die Frage nach dem Warum interessiert Josefa auch nicht. »Ich habe nicht lang nachgegrübelt. Ich bin da durch und fertig. Ich habe abgeschlossen und bin gesund. Aus basta.« Und lacht. »85 Jahre werde ich alt. Das weiß ich«, sagt sie. Und: »Ich brauche keinen Psychotherapeuten, das mache ich mir selbst.«

Beim Weg aus der Wohnung suche ich die Tür, die ins Treppenhaus führt. »Die Tür geradeaus! Bei mir geht es immer geradeaus!« Ihr Lachen wirkt ansteckend.

Auch ihrem Sohn Ludwig ist das Lachen nicht vergangen. Der Mutter ging es damals, es war der Dezember 2001, endlich wieder gut, da platzte also die nächste »Bombe«: Der Sohn hat Hodenkrebs. Man könnte meinen, das große Zetern mit dem Schicksal wäre eingetreten, damals, doch nicht bei dieser Familie. Kein »warum gerade wir, warum dieses Pech«. Nein, wie die Mutter, so der Sohn. Kurzer Schock, durchatmen, handeln. Sofort ging Ludwig ins Krankenhaus und ließ sich den Tumor operativ entfernen.
»Die Krankheit kam wie ein Schlag. Ich hatte bloß Kreuzschmerzen zuvor«, sagt Ludwig. Starke Kreuzschmerzen, vom Heben oder von der Arbeit, dachte er. Ein Ultraschall wurde gemacht, der Arzt erkannte, der Schmerz kommt nicht vom Kreuz. Ein Tumor im Hoden war die Ursache. »Durch den Tumor waren die Lymphknoten im Bauch vergrößert und dadurch waren die Nieren gestaut und dadurch die Kreuzschmerzen«, skizziert Ludwig. Nie hätte er sich träumen lassen, dass die Schmerzen von einem Tumor kommen könnten.
Schon am folgenden Tag, am 15. Dezember, dann die Operation. Wieder zehn Tage später saß er, wie seine Mutter zuvor, beim Homöopathen. Wieder ein »Schlachtplan«. Sofort eine Chemotherapie plus homöopathische Behandlung. Gesagt, getan. »Schon nach wenigen Wochen gingen die Lymphknoten zurück. »Sie waren so schön, oder besser gesagt fast nicht mehr vorhanden, dass man überlegt hat, die Knoten überhaupt nicht mehr herauszuoperieren.« Und tatsächlich, eine OP wurde überflüssig. »Die Ärzte sagten mir, dass sie erst einen einzigen Fall erlebt hätten, bei dem die Knoten nicht herausoperiert werden mussten«, sagt Ludwig. »Chemo plus Homöopathie sei Dank.«

Schon bald ging er wieder arbeiten und war wieder voll hergestellt. Regelmäßige Nachuntersuchungen ergaben seither: Alles in Ordnung. Bis auf einen Schreckmoment im Mai 2006. »Da passten die

Werte plötzlich nicht mehr.« Für Ludwig war die Ursache dafür rasch gefunden. »Die Zeckenimpfung war schuld an den schlechten Werten.«

Wie die Mutter, so der Sohn

Vom Wesen her ähnelt Ludwig seiner Mutter. Dass sie beide Krebs bekamen, ohne erbliche Vorbelastung in der Familie, das brachte auch ihn nicht ins Grübeln. »Ich zog daraus keine Schlüsse, dachte nicht viel nach darüber. Ich denke von Grund auf positiv. Ich sehe das Gute. Ich war immer der festen Überzeugung, ich werde wieder gesund. Ich war einfach zu jung zum Sterben.« Eine positive Einstellung sieht Ludwig als wichtigsten Punkt bei jeder Krankheit. »Ich habe mich in dieser Zeit damals voll darauf konzentriert, wieder gesund zu werden. Da war mir alles andere, wie die Arbeit etwa, egal.«

Auch wenn Ludwig immer schon ein »Positiv-Denker« war, eines hat ihn die Krankheit doch gelehrt. Seine Einstellung zu gewissen Dingen war vorher nicht optimal. »Ich habe erkannt, es gibt auch etwas anderes als Geld und Arbeit. Es gibt auch das Leben. Heute stehe ich bei vielen Sachen über den Dingen.« Durch die Krankheit hat er sein Leben hinterfragt und Punkte gefunden, die er verändern soll. »Heute sehe ich viele Dinge gelassener. Ich rege mich einfach nicht mehr so leicht auf wie früher. Und heute sage ich, was ich mir denke. Ich fresse nichts mehr in mich hinein. Früher sah ich das Reinfressen nicht als Belastung, heute sehe ich, es war sehr wohl eine Belastung.«

Die Schlüssel zu seiner Gesundung sieht Ludwig klar und deutlich. »Es war die Summe der Dinge. Schulmedizinische Betreuung plus Homöopathie und die richtige Einstellung.« Alles zusammen war nötig und für ihn genau das Richtige. »Die Chemo wegzulassen hätte ich mich nicht getraut. Das war auch nie ein Thema.«

Heute geht es ihm gut. In Sachen Psychotherapie ist er wie seine Mutter. »Brauche ich nicht, ich bin sowieso ein positiver Mensch.« Und dann (*natürlich* möchte man fast sagen) der heiter vorgetragene Satz: »Ich bin gesund, und aus.«

Krebs ist nicht alles im Leben

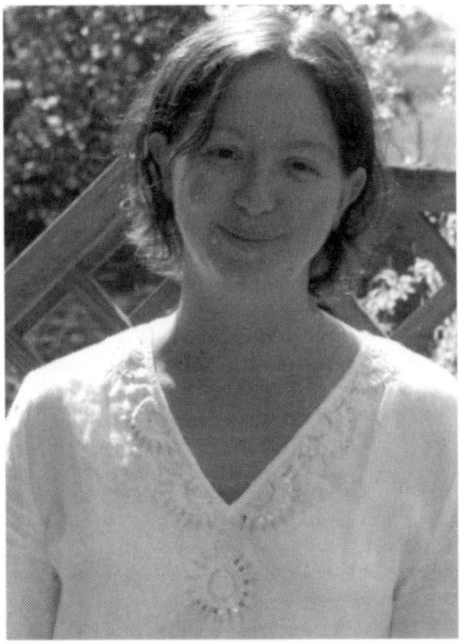

Eva-Maria Casata

Heiliger Abend, 1992. Eva-Maria, 15, bekommt Fieber. Fieber, und das ausgerechnet am Heiligen Abend! Eva-Maria ärgert das natürlich, aber was soll sie machen? Sie kann es nicht ändern. Blass war sie schon länger, aber genau jetzt wird sie krank. Und sie bleibt es. Tage vergehen, eine Woche, jetzt sieht man einen Knoten am Hals. Sie hustet, bekommt nur schwer Luft. Sie besucht den Hausarzt, und der sagt »Bronchitis«. Antibiotika sollen helfen. »Aber natürlich, sie haben nicht geholfen«, erinnert sich Eva-Maria an den Jahreswechsel vor 15 Jahren. Wieder einige Tage später musste sie also wieder zum Arzt, dieses Mal zu einem anderen, ihr Hausarzt war auf Urlaub. »Der schaute dann nicht mehr so cool. Er hat die Stirn gerunzelt und mich ins Braunauer Krankenhaus eingewiesen«, sagt sie. Es folgte eine Biopsie, und weil ihr die Luft immer mehr wegblieb, zusätzlich ein Lungenröntgen. Nach drei Tagen durfte sie wieder nach Hause. Mit einem Sauerstoffgerät im Gepäck. Wieder vergingen ein paar Tage, dann wurden Mutter und Vater ins Krankenhaus gebeten. Das Lungenröntgen zeigte einen »raumfordernden Prozess«. So die erste Erklärung. Der Arzt sprach von einem Tumor. Ein »Tumor«, der sich schließlich als Lymphknoten entpuppte. Als Knoten, der derart angeschwollen war, dass er einerseits auf die Luftröhre und andererseits auf das Herz gedrückt hatte.

»Ein Oberarzt, der seinen Sohn durch Krebs verloren hat, sagte zu meinen Eltern, sie sollen mich ins St. Anna Kinderspital in Wien bringen. Sie kamen dann heim zu mir und sagten nur: Wir müssen nach Wien fahren«, erinnert sich Eva-Maria. »Warum genau, das wussten wir nicht. Wir wussten nur, es hat irgendetwas mit Krebs zu tun.« Gesagt, getan. Wieder Untersuchungen. »Ich dachte mir: Bloß keine Leukämie. Das war das Schlimmste, was ich mir vorstellen konnte. Ein Bekannter meines Vaters war daran verstorben.« Dann die Diagnose: Akute lymphatische Leukämie (ALL). Leukämie also. Dem ersten Schock folgte eine Cortisonbehandlung. Danach begann eine endlos scheinende Prozedur. Eine Chemotherapie folgte der nächsten. »Ich war in der High-Risk-Gruppe, weil ich zu Beginn auf die Chemo nicht so gut ansprach.« Konkret bedeutete das, dass die Therapie länger und intensiver durchgeführt wurde als gewöhnlich. Nach drei Wochen durfte sie zum ersten Mal wieder nach Hause, ein wenig erholen von den Strapazen. Dann wieder zurück nach Wien, ins Spital, wieder Chemo. Monatelang ging das so dahin. Konkret: Neun Blöcke Chemotherapie, jeweils sechs Tage lang, unterbrochen von jeweils 14 Tagen »Urlaub« zu Hause.

»Das war schon heftig. Als 15-Jährige so etwas durchzumachen. Mir ging es körperlich wirklich dreckig. Komplikationen traten auf, ich bekam Fieber, die Werte waren schlecht.« Nach dem zweiten Block beschloss die Familie, es auch anderweitig zu probieren. Sie hatten von einer Frau erfahren, die kinesiologisch arbeitet und auch energetische Heilkräfte haben soll. Sie fuhren also zu dieser »Abstreiferin«. »Und tatsächlich hat sie meinen Körper mit ihren Händen abgestreift und am Schluss ihre Hände ausgeschüttelt, weil sie musste ja meine negative Energie loswerden. Das energetische Wasser, das sie mitgegeben hat, habe ich zwar bald nicht mehr getrunken, ihre Behandlung hat mir aber geholfen«, sagt Eva-Maria. »Ab da lief alles plangemäß. Auch die Ärzte und Schwestern waren erstaunt, dass ich die Chemo nun so gut vertragen habe.«

Seelisch freilich war es finster in der jungen Patientin. Die Tage der Chemotherapie waren die Hölle. »Diese körperlichen und auch psychischen Schmerzen lassen sich kaum beschreiben. Ich habe während dieser jeweils sechs Tage von der Welt überhaupt nichts mitbekommen. Ich lag nur gekrümmt im Bett, wartete auf Schmerzmittel und Schlaf. Ohne Schmerzmittel gab es keinen Schlaf. Ohne die ging nichts mehr. Während dieser Tage zog ich mich völlig in mich zurück.«

Dann, wieder zu Hause, lebte sie von Tag zu Tag. Sie versuchte nicht zu zeigen, wie es ihr ging. Warum? Damit sich die Eltern und Verwandten keine Sorgen machten. Mitleid wollte sie auch keines, also lächelte sie, so gut es ging. »Ich wollte alles auch verdrängen. Wollte nicht darüber nachdenken.« Dann begann sie aber doch ihre Gedanken zu ordnen, begann ein Tagebuch zu schreiben. Aber selbst dem Tagebuch vertraute sie ihre Gefühle kaum an, ließ diese gar nicht zu. »Wenn ich das Tagebuch heute lese, sehe ich, dass ich meine Krankheit damals sehr rational betrachtet habe. Ich wollte einfach nicht jammern. Jammern macht nichts besser.« Nicht einmal sich selbst gegenüber jammerte sie. Im Gegenteil: »Ich versuchte, die anderen aufzubauen, damit es ihnen nicht so schlecht ging.« Warum? »Aus Rücksicht und schlechtem Gewissen. Sie hatten ja wegen mir all diese Schwierigkeiten.« Und sie wollte kein Mitleid. »Es war mir einfach unerträglich, wenn mir jemand gesagt hat, wie arm ich bin. Das habe ich überhaupt nicht ausgehalten.« Auch wenn sie freilich wusste, dass das nur »gut gemeint« war.

Am Ende der Chemotherapie war Eva-Maria ziemlich depressiv. Sie ließ sich gehen, lächelte selbst nach außen hin nicht mehr. Lag den ganzen Tag auf der Couch, bewegte sich kaum, wollte keinen Kontakt zur Außenwelt. »Ich dachte nicht an Gesundheit oder Krankheit, ich war einfach total fertig, total kraftlos. Schon der Weg zur Toilette war ein Kraftakt, bei dem ich manchmal sogar kollabiert bin.« Sie lebte in einer deprimierenden Gegenwart, dachte nicht an Zukunft. »Ich habe die Tage gelebt, nicht erlebt.« Nur langsam erholte sie sich, sehr langsam ging es wieder aufwärts. Der letzten Chemotherapie folgten noch zehn Schädelbestrahlungen. Der Strahlenkater war nicht angenehm, sie musste immer wieder erbrechen.

Der einzige Lichtblick zu dieser Zeit war ihre zweijährige Schwester. Sie schaffte es als Einzige, die nun 16-Jährige aus ihrer Lethargie zu reißen. »Sie half mir am meisten. Sie war der Grund, warum ich weitermachen wollte, war der Grund, warum es einen Sinn hatte, wieder richtig gesund zu werden.« Anfangs war die Tatsache, dass die Mutter noch einmal schwanger wurde, ein »Schock« für die ältere Schwester. »Ich war wie vor den Kopf gestoßen.« Doch das sollte sich bald ändern. Mit dem ersten Blick auf das Baby hatte sie sich verliebt. Und die nun zweijährige Johanna war es auch, die ihr wieder Lebensmut eingehaucht hat. »Sie war einfach da, wollte spielen, hat mich gefordert. Sie hat mich animiert, weiterzuleben. Sie war erst zwei Jahre alt, aber schon eine Persönlichkeit. Ich wollte unbedingt sehen, wie sie aufwächst, wie sie groß wird.« Und der Wunsch ging in Erfüllung. Heute sind sie zwar 200 Kilometer voneinander getrennt, die Beziehung ist aber immer noch eng. Wenn Eva-Maria von ihrer kleinen Schwester spricht, leuchtet ihr Gesicht. »Sie erlebt die Pubertät, die ich nie hatte«, sagt sie. Denn Eva-Maria war ein sensibles, ruhiges Mädchen, das sich gern verkrochen und abgekapselt hat. Auch wenn sie ihre Kindheit als eine schöne bezeichnet, so gab es im Alter von zehn Jahren einen Einschnitt. Die Familie übersiedelte in eine andere Ortschaft, Freunde gingen verloren, die Oma, eine ihrer damals wichtigsten Bezugspersonen, verschwand aus dem täglichen Blickfeld. In der Hauptschule dann sah sie sich selbst als Außenseiter. Keine Freunde, alle waren irgendwie anders als sie. Sie wurde todunglücklich. Als die Hauptschule dann endlich überstanden war und die nächste Schule, eine berufsbildende höhere Lehranstalt, begann, da fühlte sie sich endlich wieder wohler in ihrer Haut. Genau in diese aufsteigende Phase platzte die Diagnose. Gefolgt von Therapie und wieder Depressionen.

Erst Monate später begann sich das Leben für Eva-Maria zu normalisieren. Und erst Jahre später setzte die mentale Aufarbeitung der Geschehnisse, die mentale Gesundung ein. »Es hat Jahre gebraucht, bis ich über die Krankheit, über mein Leben und das Warum nachgedacht habe.«
Eva-Maria denkt lange nach und sagt: »Ein kleines Mädchen aus unserer Umgebung, damals drei Jahre alt, wurde gleichzeitig mit mir im St. Anna wegen Leukämie behandelt. Sie hatte zwei Rückfälle und starb 1995. Als ich davon erfuhr, wurde mir eigentlich zum ersten Mal so richtig bewusst, dass ich auch hätte sterben können. Ich wollte eigentlich zu ihrer Beerdigung gehen, konnte dann aber doch nicht, da ich das Gefühl hatte, wenn ich an ihrem Grab stehen würde, würde ich auch in die Grube fallen. Jahre später habe ich wieder einmal ihr Totenbild angesehen und musste heftig weinen. Das Grab habe ich erst vor etwa zwei Jahren, also zehn Jahre später, das erste Mal besucht – obwohl ich es mir davor öfter schon vorgenommen hatte, irgendeinen »Grund« gab es immer, warum ich es bis dahin nicht tat. Der Besuch dort hat mich dann sehr berührt, ich empfand aber auch so etwas wie Dankbarkeit, dass ich nicht dort liege.«

Diese Erinnerung soll verdeutlichen, dass die Auseinandersetzung, Aufarbeitung unmittelbar nach der Chemo nicht gegangen wäre, weil die psychischen Wunden noch zu frisch waren und erstmal zuheilen mussten. Dieser Prozess dauerte so lange, bis sich Eva-Maria ihrer Gesundheit wieder ziemlich sicher war und nicht mehr mit einem Rückfall rechnete.

Aufarbeitung und Selbsterfahrung

Mit 20 Jahren begann sie Psychologie zu studieren, aus allgemeinem Interesse, weniger wegen der eigenen Krankheit, sagt sie. Der Beginn der bewussten Auseinandersetzung mit ihrem eigenen Leben kam unverhofft und unerwartet. Die Kinderkrebshilfe gab ein psychotherapeutisches Seminar für ehemalige Patienten. Damit begann ein lange andauernder Prozess der Selbsterfahrung, des Aufarbeitens des Erlebten. Ein Prozess, der oft intensiv und schmerzlich war. »Zum Glück hatte ich mein Psychologiestudium, das half mir, die Sache wissenschaftlich, relativierend zu sehen.« Hilfreich war das Seminar auch auf andere Weise. Endlich lernte sie andere Betroffene kennen, erlebte sich nicht mehr als Einzelschicksal, konnte sich austauschen.

Seit dem Seminar sind wieder einige Jahre vergangen, Eva-Maria Casata ist inzwischen 30 Jahre, lebt in Innsbruck, hilft als Psychologin psychisch Kranken. Sie hat sich mittlerweile über ihr Leben ausführlich Gedanken gemacht. Warum ist sie damals krank geworden? »Es spielten wohl drei Komponenten zusammen«, resümiert sie. Einerseits die genetische Vorbelastung. In der weiteren Familie gab es bereits mehrere Krebserkrankungen. Zweitens die falsche Schulwahl. Die Jahre in der Hauptschule verliefen äußerst unglücklich, sie vermutet, das hat Einfluss auf den Körper und somit auf das Entstehen der Krankheit genommen. Drittens: Die starke Umweltbelastung in ihrer damaligen Heimatgemeinde. »Die vielen Chemiefabriken im Umkreis, die spielten wohl auch eine Rolle.«

Die Rolle der Psyche dürfe man nicht unterschätzen. »Krank oder gesund macht nicht nur das, was im Körper, sondern auch was im Geist abläuft«, sagt die heutige Psychologin. »Die Chemo entfernt zwar die sichtbaren Spuren im Körper, wirklich geheilt fühle ich mich aber erst, seitdem mein Geist frei von der Belastung ist.« Die Chemo habe sie als hilfreich erlebt, sagt sie, »aber die Chemo allein hat mich nicht geheilt. Ich habe die psychische Auseinandersetzung gebraucht.«

Krankheit als Wegweiser

Wollte ihr ihre Erkrankung etwas mitteilen? Wollte sie etwas aufzeigen? Für Eva-Maria lautet die Antwort Ja! »Für mich hat meine Erkrankung jedenfalls eine subjektive Bedeutung. Sie wollte mir etwas zeigen. Zeigen, dass ich mein Leben ändern muss. Dass ich ein Leben geführt habe, das in die falsche Richtung lief. Dass ich aufpassen muss, was ich aus meinem Leben mache.« Heute fühlt sich Eva-Maria als voll geheilt, denn sowohl Körper und Psyche stimmen, sind im Einklang. Rückblickend gesehen sagt ihr ihre Krankheit, dass sie ihr Leben bewusst gestalten und sie sich nicht einfach treiben lassen darf. »Vorher saß ich eine Zeit lang einfach nur da und sah zu, wie das Leben an mir vorüberlief. Ich hatte am Leben irgendwie nicht mehr richtig teilgenommen.« Und das habe sich im Körper eben bemerkbar gemacht. »Ich bin ein sehr sensibler Mensch. Bei mir ist Geist und Körper stark verbunden, bei mir spiegelt sich die Psyche im Körper stark wider.«

Im Laufe ihres Erwachsenwerdens entwickelte sie aber auch eine Art Trotz gegen Leukämie. Ihr Motto: Ich lasse mir vom Krebs nicht mein weiteres Leben diktieren! »Krebs ist nicht alles im Leben«, sagt sie heute. So begann sie mit 21 Jahren sogar zu rauchen, als eine Art Trotz, als Protest. Um es ihrem Krebs zu zeigen, dass sie selbst ihr Leben bestimmt. »Ich rauche nur sehr wenig und sehr bewusst. Und ich höre auf, aber nur wenn ich es für mich selbst richtig finde. Ich will selbst über mein Leben entscheiden, nicht entscheiden lassen«, sagt sie.

Hätte sie, aus einem subjektiven Gefühl heraus gesehen, ihre Krankheit damals verhindern können? »Nein, ich hätte es auch nicht verhindern wollen«, sagt sie. Natürlich im Nachhinein betrachtet. »Es war eine schlimme Zeit, aber sie gehört zu meinem Leben. Es hat mich geprägt. Es macht mich auch in einem gewissen Sinn einzigartig. Es gehört einfach zu meinem Leben. Ohne Leukämie wäre mein damaliges Leben einfach so unbefriedigend weitergelaufen wie zuvor, ich wäre nicht herausgerissen worden.« Heute lebt sie mit dem Bewusstsein der Endlichkeit des Lebens. Und sie lebt gut damit. »Heute stehe ich mehr zu dem, wer ich bin und was ich tue. Und das ist gut so.«

Mit Vollgas durchs Leben

Thomas Datzberger

»Vorher war ich pumperlgsund.« Thomas, kräftig, vital, ein Leben mit Vollgas, erinnert sich an vergangene Tage. Und an sein rasantes Leben, damals. Den Gasgriff seines Motorrades voll im Anschlag, laufen, sporteln, überall mit von der Partie, überall 100 Prozent. Er springt an der gefährlichsten Stelle in den See, mit dem Kopf voraus natürlich, er bestreitet mit seinem Motorrad ein Rennen nach dem anderen, er fordert die Gefahr heraus, wo immer er kann. Das unbewusste Motto des lebenslustigen Maurers: *Mich kann nichts aufhalten!* Überall der Beste, der Schnellste sein wollen, alles mit viel Spaß und Ehrgeiz. Das war sein Leben.

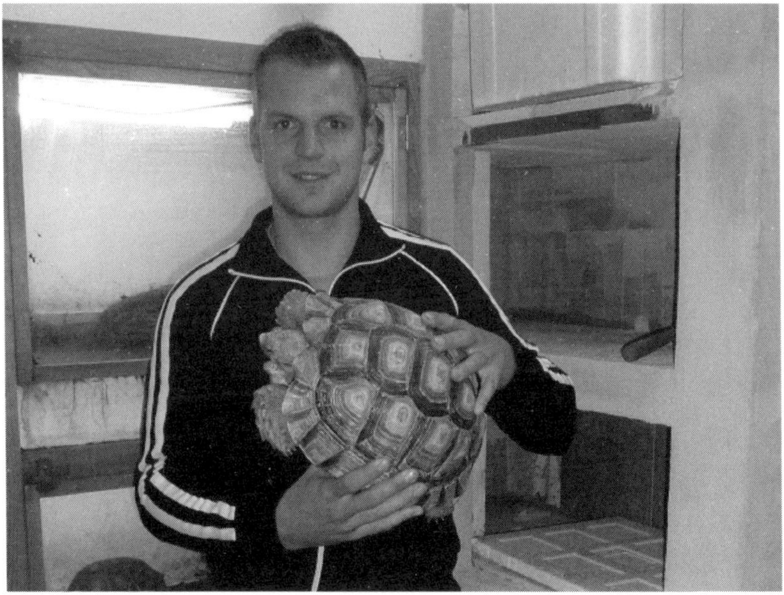

Bis auf einmal Schluss war mit lustig. Stellung beim Bundesheer war angesagt. Routinekontrolle beim Arzt. Ein erster Schlag: »Ein Loch in der Lunge«, hat es geheißen, sagt der heute 25-jährige Thomas Datzberger. Er wurde heimgeschickt und ging zum Lungenfacharzt. »Lungentuberkulose«, lautete der nächste Tiefschlag. Dann ging der junge Niederösterreicher aus Amstetten ins AKH Linz. Dort hieß es dann »*offene* Lungentuberkulose«. Eine Diagnose löste die andere ab und jede war ein wenig tragischer als die Letzte. »Für mich war das ein Weltuntergang. Offene TBC. Ich hatte bis dahin noch nie irgendeine Krankheit.« Die negativen Nachrichten rissen nicht ab. Sechs Wochen lag er im AKH, weitere Untersuchungen folgten. Dann die Nachricht: Ein riesiger Tumor auf der Niere. »So groß wie ein Kinderkopf.« Ein Tumor, den man trotz seiner Größe zuvor nicht entdeckt hatte. »Er hat quasi hinter den Rippen, an der Niere gehangen. Ich habe ihn nicht gespürt.« Rasch wurde er entfernt. »Dann ist man draufgekommen, dass es ein bösartiger Wilmstumor war, den man besser zuvor mit einer Chemotherapie behandeln hätte sollen«, sagt Thomas. Die Chemotherapie wurde nun nachgeholt, der damals Achtzehnjährige wurde ins benachbarte Kinderspital überstellt. Die Therapie zog sich etwa ein halbes Jahr dahin, zusätzlich wurde die Niere bestrahlt. Thomas ging es ziemlich schlecht dabei. Die Haare gingen aus und er fühlte sich elend. Wegen seiner TBC musste er zudem einen Mundschutz tragen, um andere Personen nicht anzustecken. Was ihn aufrecht hielt, war die Prognose. Die Heilungschancen stünden gut, hieß es. »Ich nahm die ganze Sache daher nicht mehr ganz so tragisch.« Nach sechs Monaten dann war die Chemo überstanden, endlich begannen die Haare wieder zu wachsen. Endlich wieder arbeiten. Endlich wieder normal leben.

Lieber sterben als noch eine Chemo

Doch der Schein trog. Ein halbes Jahr nach der Chemo deckte das Ultraschall auf: Metastasen auf der Leber. Ein Rückfall, hieß es. Wieder ging es retour ins Kinderkrankenhaus. Dort wurde er sehr fürsorglich, so wie ein Kind eben, behandelt. Doch was sollte er jetzt tun? »Die Ärzte schlugen mir eine stärkere Chemo vor. Eine neue Therapie. Sie warnten mich, dass es mir schlecht gehen wird dabei.« Und so kam es auch. Schon der erste Block brachte Probleme. »Ich hatte sofort großen Substanzverlust, auch die Haare gingen sofort aus. Rasende Kopfschmerzen, es ging mir wirklich sehr schlecht.« Er begann zu überlegen, ob er denn das Richtige tue. Er wollte ein Gespräch mit den Ärzten und er bekam es. Es brachte wenig Erfreuliches zutage. »Sie sagten mir, dass ich mich nach der Chemo nicht mehr voll regenerieren würde. Ich würde nie mehr der Alte sein. Sie sagten, dass mir die Haare nicht mehr nachwachsen und dass es mit Sport auch nichts mehr werden würde.« Daraufhin hat Thomas gründlich nachgedacht. Was sollte er tun? Die Antwort der Ärzte war klar. Wenn er die Chemo abbricht, dann sei ein Rückfall sicher. »Es wird dann wieder was kommen«, sagte man ihm. »Die Ärzte haben mir ohne Chemotherapie noch zwei, drei Jahre gegeben. Danach sei es für eine Behandlung zu spät, hieß es.« Thomas stand also vor der Wahl: Die Chemo, die er so schlecht vertrug, weiterzumachen, mit der Aussicht zu überleben. Jedoch zum Preis, nicht mehr so leben zu können wie vor der Krankheit. Oder die Chemo abbrechen. Was dann? »Das bedeutet ziemlich sicher den Tod«, so die Auskunft. Aber die Würfel waren gefallen. »Ich wollte nicht mehr.« Thomas brach die Therapie ab. »Lieber sterben als nochmals diese starke Chemotherapie. Ich hatte das Vertrauen in die Medizin verloren. Immer wurde mir gesagt, alles ist gut, dabei wurde es immer schlimmer.«

Im Krankenhaus besuchten ihn viele Freunde. Einer von ihnen, ein Nachbar aus Amstetten, brachte einen Vorschlag mit ans Krankenbett. »Ich habe einen Lehrer, der kennt auch Wege ohne Chemotherapie.« Was anfangs recht kryptisch klang, entpuppte sich für Thomas als eine wichtige Sache. Der angesprochene Lehrer, DI Herbert Holzer, Obmann des »Vereins der Naturheiler« (siehe Anhang), erinnert sich noch gut, als er von Thomas zum ersten Mal erfuhr. »Ein

Schüler kam zu mir und sagte: Ich kann nicht zuschauen, wie mein Freund stirbt. Sie müssen etwas tun.« Holzer nahm sich der Sache mit großem Engagement an. »In der Schule bin ich bekannt, dass ich mit alternativen Methoden helfen kann, allerdings hatte ich zuvor noch nie mit so einer schweren Krankheit zu tun.« Ebenso wenig wie Thomas jemals zuvor mit alternativen Heilmethoden zu tun hatte. Er wollte es trotzdem versuchen. »Ich glaubte bis dahin zwar überhaupt nicht an so was, aber ich hatte nichts zu verlieren.« Er fuhr zu Holzer und erzählte ihm aus seinem Leben. »So extrem sein Leben war, so extrem war auch seine Krankheit«, so dessen Erkenntnis. Er schickte Thomas wieder heim mit dem Auftrag, in einer Woche wieder zu kommen. »Überlege dir, ob du wirklich leben willst. Wenn ja, musst du bereit sein, an dir zu arbeiten und deinen Lebensstil zu ändern.« Thomas überlegte und kam wieder. Er wollte es versuchen, er wollte sich ändern.

Vorerst hatte er aber noch mit jeder Menge Probleme zu kämpfen. So hatte er sich etwa beim Motorradfahren den Oberarm so kompliziert gebrochen, dass es ihm den Speichennerv einriss und quetschte. Er konnte sein Handgelenk nicht mehr heben. »Die Ärzte nagelten es ihm wieder zusammen. Nach mehreren Untersuchungen sagte man Thomas im Spital, dass sein Handgelenk nie wieder so werden würde wie zuvor«, so Holzer. Für Thomas war es ein weiterer Tiefschlag. Holzer brachte ihn zu einer Energetikerin, die durch eine Harmonisierung des Körpers seinen Energiehaushalt ins Lot brachte. »Seine Hand war so nach einem halben Jahr wieder vollkommen gesund«, sagt Holzer.

Währenddessen wurde an einer Lebensstiländerung gefeilt. Thomas besuchte regelmäßig die Energetikerin. »Die Energiemassagen haben mich jedes Mal neu aufgeladen. Danach fühlte ich mich immer sehr gut«, so Thomas. Eine Energieanalyse zeigte die Schwachpunkte auf: Leber, Galle, Niere. Die Folgerung daraus: Thomas musste seine Ernährung umstellen. »Alles, was den Köper übersäuert, musste raus.

Kein Fleisch, stattdessen basische Nährstoffe. Alles was Energie hat, ist gut. Lebendige Nährstoffe, Löwenzahntinktur, Säfte usw. Alles, was in der Natur wächst«, so Holzer.

Auch Thomas' zweites Hobby neben dem Motorradfahren ist ein Mittelpunkt in seinem Leben. Es ist seine Liebe zu den Schildkröten. Deren Langsamkeit als Ausgleich zum Motorsport quasi. Er hat ein wunderschönes Gehege für seine rund 15 griechischen Landschildkröten errichtet, in dem die Tiere so heimisch und naturgetreu wie möglich leben. Bei seinen Tieren achtete Thomas sehr auf eine gesunde, weil natürliche Ernährung, bei sich selbst war das weniger der Fall. Für den körperlich arbeitenden Maurer war diese Umstellung der Ernährung zunächst ein kleiner Horror. »Kein Schweinefleisch mehr, kein Cola, keine Schokolade, kein Zucker. Daran musste ich mich erst gewöhnen.« Keine leichte Sache, denn auch die Familie musste sich damit anfreunden. Kein Fleisch? Das war schwer vorstellbar. »Die Umstellung war einfach nötig. Durch die Chemotherapie war die Leber beleidigt. Um sie nicht noch länger zu beleidigen, war Schonkost einfach notwendig«, so Holzer. Weiters feilte der Patient an seinen Denkstrukturen, er erlernte Positives Denken, und erwarb eine positive Einstellung seiner Krankheit gegenüber.

Metastasen verschwunden

Schon nach ein paar Wochen ging es Thomas besser und besser, nach drei Monaten ging er zur ärztlichen Untersuchung. Das Erstaunen war groß: »Die Metastasen waren weg. Nichts mehr zu sehen«, sagt Thomas. Die Ärzte führten dieses Ergebnis auf die begonnene, aber abgebrochene Chemotherapie zurück. Aber es kommt wieder, sagten sie ihm. »Die Metastasen kommen wieder.« Über fünf Jahre sind seit dieser Prophezeiung nun vergangen. Thomas war und ist sich sicher. »Da kommt nichts mehr.«

Eine zweite Umstellung war nötig. Thomas musste sich von seinem Leben der Extreme verabschieden. Was ihm auch nicht eben leicht fiel. Selbst während der Zeit seiner ersten Chemotherapie ließ er es sich nicht nehmen und sprang am Bungee-Seil vom Wiener Donauturm. »Damit war jetzt Schluss. Er wollte sich durch dieses extreme Verhalten selbst in den Mittelpunkt stellen, suchte dadurch Anerkennung. Dadurch hat er alles übertrieben«, sagt Holzer.
Thomas stimmt dieser Einschätzung heute voll zu. Sein Motorrad hat er nicht verkauft, aber er fährt heute bewusster, fährt sich nicht mehr um Kopf und Kragen. Und er ist sich sicher, dass er noch viele Jahre Motorrad fahren wird können. Er ist sich sicher, den Krebs überwunden zu haben. Dankbar sagt er: »Holzer hat mich geheilt. Er ist mein Retter.«
Thomas lebt heute viel bewusster als vor seiner Krankheit. Er beschäftigt sich mit Naturheilkunde und der Kraft der positiven Gedanken. Für einen gelernten Maurer keine Selbstverständlichkeit. Aber es tut ihm gut. Er ist braun gebrannt, gesund sieht er aus, fröhlich und lebenslustig. »Ich schätze das Leben heute viel mehr, bin dankbarer.« Sein Bike ist noch immer sein Ein und Alles. Mittlerweile war er auch schon einige Male mit seinem Vater und seinen Freunden in Afrika, wo er mit dem Motorrad eine Wüste durchquerte. Diese Abenteuerurlaube genießt er in vollen Zügen. Aber heute fährt er bewusster, mit weniger Risiko. Die Extreme, die hat er abgeschüttelt.

Weg mit dem Ballast – 25 schlechte Jahre sind genug!

Margarete

»Ich hatte keine Probleme mit meinem Krebs. Ich hatte auch keine Angst vor ihm.« Eine offene, resolute Frau sitzt am Tisch und erinnert sich. Margarete ist 73 Jahre, man könnte sie unter 60 schätzen. Eine Frau, die ihr Leben fest im Griff hat. Sie lebt als Pensionistin in einem schönen alten Haus in einem idyllischen Ort im Burgenland. Doch das war nicht immer so. »Ich war damals 46, ich habe mich nicht gut gefühlt«, beginnt sie ihren Rückblick auf schlimme Jahre. Familiäre Probleme bestimmten ihr Leben in einer Wiener Wohnung im 16. Stock. Viel Ärger. Auch keine Ruhe in der Nacht. Alpträume. Weglaufen zu wollen, aber nicht zu können. Festgenagelt. Der Ehemann war beruflich selbstständig und begann zu trinken. Anfangs nur ab und zu, dann immer mehr. Er wurde zum schweren Alkoholiker. Die finanziellen Probleme ließen nicht lange auf sich warten. »Ich war nicht krank, aber auch nicht gesund. Antriebslos. Pfeif drauf. So fühlte ich mich.« Sie hatte das Gefühl, ihre Probleme könnten nicht mehr heraus aus ihr. Sie fühlte sich verantwortlich für alles. Für den Mann, die Familie, die Schulden. »Statt den 25. Hochzeitstag zu feiern, habe ich die Scheidung eingereicht.«

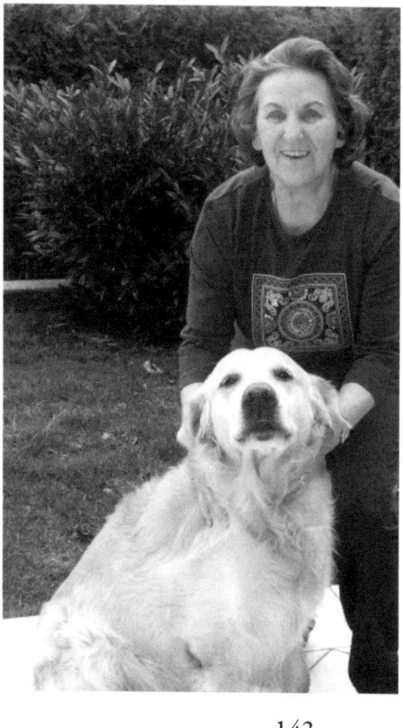

Ihre Not hatte sich bereits sichtbar gemacht. Man sah ihr an, dass etwas nicht stimmte. Sie ging gerade mit ihrem Hund spazieren, da traf sie einen Bekannten. »Ihnen geht's nicht gut, sagte er, und ich sagte nur: stimmt.« Er empfahl ihr eine Ärztin. Sie hörte auf den Rat und konsultierte sie. Wann sie ihre letzte Mammografie gemacht habe, wurde sie gefragt. »Noch nie«, lautete ihre Antwort. Sie wurde daraufhin zum Röntgen geschickt, die Mammografie war eindeutig. »Brustkrebs, zu 99,9 Prozent«, sagt Margarete. »Dann ging das Theater los. Der Arzt verlangte, ich solle einen Operationstermin vereinbaren. Ich sagte, ich lasse mich nicht operieren. Da wurde der Arzt grantig. Was wollen Sie denn sonst machen!?« Darauf wusste sie vorerst keine Antwort. Sie wusste nur, sie wollte keine Totaloperation. Und nur diese wurde ihr angeboten. Die Antwort bekam sie von ihrer ersten Ärztin. Sie wusste von einem »Körndldoktor«, einen alternativen Mediziner. Und dort erfuhr sie, dass es auch andere Möglichkeiten als eine Operation gab. Sie machte eine Rohkostdiät (Schnitzerdiät), drei Monate lang. Zusätzlich bekam sie Mistelpräparate gespritzt und immunstärkende Substanzen verabreicht. Von all dem bekam ihr Mann rein gar nichts mit. »Er war über Wochen viel zu betrunken. Ich konnte ihm nicht einmal sagen, dass ich Krebs hatte.« Dann plötzlich erkannte der Mediziner eine »Verkapselung« in der Brust. Er schickte Margarete ins Krankenhaus, die Kapsel voll von Krebszellen musste raus. Sie ging ins Lainzer Krankenhaus in Wien und musste Überzeugungsarbeit leisten. Damit man ihr nur die Kapsel rausnahm und nicht gleich die ganze Brust amputierte. »Ich musste unterschreiben, dass ich das auf eigene Verantwortung so will.« Nach der OP verließ sie wieder das Krankenhaus und setzte sich zu Hause vor den Fernseher. Dort sah sie eine Sendung mit dem Moderator Josef Kirschner, der selber zahlreiche Bücher zum Thema Lebenshilfe geschrieben hat. Zu Gast bei Kirschner war der Heilpraktiker Rudolf Breuß. Und der erzählte dem Fernsehpublikum, dass man mit einer Saftkur Brustkrebs ausheilen könne. Genau das, was Margarete jetzt brauchte. Über eine Bekannte machte sie den Heilpraktiker aus dem Fernsehen ausfindig und traf den Mann. Saftkur war also angesagt. 42 Tage Saft und Tee trinken. »Nach der Kur ging mir Gewebe ab, wie eine feine Haut, die sich abschält. Das bedeutete, dass ich auch im Darm schon Krebs hatte. So wurde mir das gesagt.« Diesen Krebs hatte sie quasi in einem Aufwaschen ausgehungert, ist Margarete überzeugt. Im Krankenhaus hat sie sich das allerdings nicht bestätigen lassen. »Ich habe diese Bestätigung nicht gebraucht. Für mich war mit der Kur die Sache erledigt.«

Erledigt hatte sich auch ihr bisheriges Leben. Trostloses Dahinvegetieren im 16. Stock eines Hochhauses. Einen schweren Alkoholiker an ihrer Seite, der ausrastete und in Schlägereien geriet, Schulden, keine Aussicht auf Besserung. 25 Jahre schlechtes Leben. Davon hatte Margarete jetzt endlich genug. Sie hatte die Nase voll. Aus und vorbei. Schluss. Sie trennte sich von ihrem Mann, reichte die Scheidung ein. »Ich war mit einem Schlag nicht mehr verantwortlich.« Stattdessen suchte sie sich einen Job als Hausbesorgerin. »Ideal für jemanden, der nicht wirklich weiß, ob er gesund oder krank ist.« Freilich war die Arbeit alles andere als leicht. Ein großes Gebäude, eine große Grünfläche, viele Mieter zu versorgen. Aber die Arbeit machte ihr nichts aus. 15 Jahre lang keine Probleme. Dann die Pensionierung. Sie kaufte sich ein altes Häuschen am Land, zog ins Burgenland und tauschte die Großstadt mit dem Leben am Land.

Die Trennung von ihrem Mann und all den damit verbundenen Lasten sieht Margarete als große Zäsur in ihrem Leben. Auch wenn die Trennung nicht glatt verlief. »Er kam immer wieder zu mir in die Wohnung. Auch trank er immer mehr, wurde delogiert.« Schließlich beendete er seine persönliche Tragödie und nahm sich mit einer Kugel das Leben. Margarete sagt das ernst, aber ohne Verbitterung. Das Unglück liegt lange hinter ihr.

Der Tod war mir egal

Wie schlecht es der Frau am Tiefpunkt ihrer schweren Jahre erging, lässt sich nur erahnen. »Ich hatte kein Problem mit dem Krebs. Ich hatte auch keine Angst vor ihm. Wenn du Angst davor hast, dann ziehst du ihn bloß an. Mein Leben war damals so miserabel, es war mir im Grunde egal, was noch kommt. Der Tod? Er war mir egal. Wäre ich gestorben, wäre ich halt gestorben. Es war mir egal. Hätte die Kur gegen den Krebs nicht funktioniert, hätte ich halt Pech gehabt«, sagt sie. Sie hatte keinen Antrieb, keinen Willen, gesund zu werden. Sie ließ die Sache einfach auf sich zukommen. Fatalistisch, ohne den brennenden Willen zu überleben. Auf keinen Fall wollte sie sich die Brust wegschneiden lassen. »Einfach einen Teil von meinem Körper wegschneiden? Nein, das wollte ich nicht.« Ansonsten aber war ihr alles egal. »Ich habe mir auch nicht den Kopf über die Krankheit zerbrochen. Ich dachte mir bloß, die Saftkur ist das Richtige für mich. Funktioniert sie, ist es gut, wenn nicht, auch.« Durch die Rohkostdiät war ihr Körpergewicht bereits auf 46 Kilo geschwunden. Und jetzt also auch noch die Saftkur. »Ich habe gelesen, dass man dabei 20 Kilo abnimmt, aber Breuß sah mir in die Augen und auf die Hände und sagte, dass ich das schaffe.« Am Schluss brachte die 1,64 Meter große Frau nur noch 38 Kilo auf die Waage. »Trotzdem, für mich war es genau das Richtige«, sagt sie. 27 Jahre ist das her. Die Befunde seither zeigen: kein Krebs mehr.

Nach der Kur hielt sie sieben Jahre Diät. Keine Wurst, kein Fleisch, kein Käse. Auf dem Teller landeten jetzt Obst, Gemüse, Getreideprodukte. Sie stellte ihre Ernährung völlig um. Und sie tat das ohne Groll. »Ich fühlte mich ja auch schon während der Kur sehr gut, hatte keinerlei Beschwerden.« Medikamente? Hat sie nie genommen.

Margarete stellte aber nicht nur ihre Ernährung um. Sie veränderte ihr Leben radikal, stellte auch ihre Gedanken auf den Kopf. »Das geschah wie von selbst. Alles Neue ist auf mich zugekommen.«

Während ihrer Ehejahre hat sie kaum nachgedacht, sich nicht mit ihrem Leben auseinandergesetzt. 25 Jahre extreme Belastung hingenommen. »Diese schlimmen Jahre waren sicher der Auslöser für den Krebs. Hast du ewig Sorgen, kannst du nicht gesund bleiben«, sagt sie. Damals freilich, da dachte sie nicht an Krankheit, schon gar nicht an Krebs. Krebs war kein Thema, niemand in der Familie hatte Krebs, ihre Mutter lebte 92 Jahre. »Erst mit der Krankheit habe ich mich mit mir auseinandergesetzt. Die Krankheit zwingt dich, sich auf dich selbst zu konzentrieren. Ich begann Bücher zu lesen, über positives Denken, auch religiöse Bücher.« Sie hat ihr Denken entschieden verändert. Sie erkannte, dass sie für sich selbst verantwortlich ist. »Ich habe mich quasi selbst therapiert.«

Verwandlung

Margarete strahlt, wenn sie von ihrer Verwandlung spricht. Sie hat keine Angst mehr heute. Vor nichts. »Weil ich heute weiß, dass alles, was auf mich zukommt, für mich bestimmt ist. Es gibt nur zwei Möglichkeiten: Ich kann das, was kommt, annehmen oder in Panik verfallen.« Sie hat sich für Ersteres entschieden. Sie nimmt an, was auch kommen mag. Erleichtert wird diese Einstellung von einer Religiosität, zu der Margarete erst im Laufe ihrer Heilung gefunden hat. »Wenn du stirbst, ändert sich ja nur deine Hülle. Warum also davor Angst haben?« Sie sagt, es gebe keine falsche Religion, jede ist gleich gut, solange sie dir Kraft gibt. »Ohne Glauben geht nichts. Wenn du glaubst, verliert der Tod seinen Schrecken. Stirbt jemand, so ist das nicht schlimm. Der Körper geht, der Geist bleibt.«

Margarete hat sich viele Gedanken gemacht: »Krankheit will dich etwas lehren. Krankheit sagt, überlege dir, warum und weshalb du krank geworden bist. Du sollst stillhalten und über dein Leben nachdenken. Manche Menschen denken aber niemals über ihre Sorgen und Probleme nach und erzwingen quasi eine Krankheit oder einen Unfall«, sagt sie heute als gereifter Mensch. Ob sie ihre Krankheit verhindern hätte können? Durch eine Einstellung, so wie sie sie heute hat? Das getraut sich Margarete nicht zu beurteilen. Früher wäre sie nicht in der Lage gewesen, so zu denken wie heute. »Das alles hat mich nicht interessiert, ich war noch nicht reif dazu. Ich war durch die vielen Lasten und Sorgen derart im täglichen Leben eingespannt, dass ich weder Zeit noch Interesse für hochtrabende Gedanken gehabt hätte.«

Möglich geworden ist die Veränderung im Kopf erst durch die Veränderung ihrer äußeren Lebensumstände. Durch die Scheidung fiel der ganze Ballast von ihren Schultern. Ihr Verantwortungsgefühl, das so sehr auf ihr lastete, löste sich in Luft auf. Immer wieder führt es Margarete in ihrer Erzählung zu diesem Punkt. »Ich hatte keine Verantwortung mehr zu tragen.« Vom Mann getrennt, verabschiedete sie sich von ihrer teuren Wohnung und übersiedelte in eine billige Hausbesorgerwohnung. »Mein ganzes Leben war dadurch anders. Ich hatte jetzt keine Belastung mehr, das alte Leben ging mich nichts mehr an.«

Heute geht es der Pensionistin gut. »Ich bin fast niemals krank.« Sie leitet einen Pensionistenverein, ist voll in die örtliche Gemeinschaft eingebunden, geht Eis laufen, schwimmen. »Ich bin ein Bewegungsmensch«, strahlt sie. Sie lebt ohne Schulden, lebt ohne große Sorgen. Es geht ihr prächtig. Sie sagt das so, als sei es das Normalste der Welt, eine Selbstverständlichkeit. »Das ist reine Einstellungssache.«

Eine gesunde, robuste, fröhliche Frau. 25 Jahre Belastung haben sie an den Rand ihrer Existenz gebracht, so weit, dass ihr der Tod ebenso willkommen war wie das Leben. Aber sie hat sich gefangen, hat ihr Leben verändert, hat ihr Lachen wieder erlangt.

Trennung, Ballast abschütteln, Verantwortung abgeben, loslassen. Positive Gedanken, sich als Christ fühlen. Die Ernährung umstellen. Mit diesen Veränderungen hat Margarete in ein gesundes Leben gefunden.

Auf den Kampf eingestellt

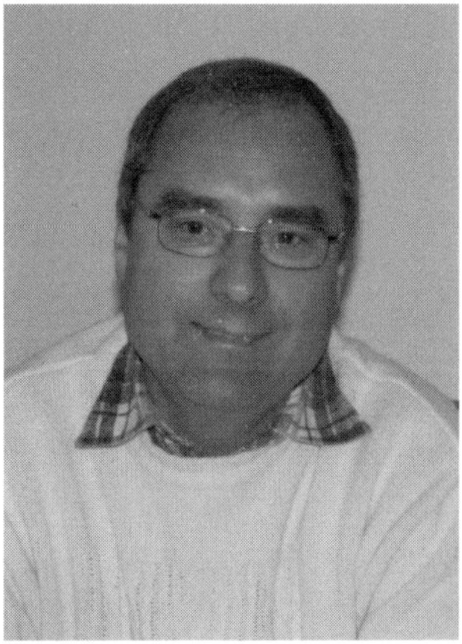

Erwin Hofbauer

»In Ihrem Knie ist der Teufel los!«, eröffnete ihm der orthopädische Facharzt. Er müsse auf der Stelle etwas unternehmen. Jetzt wurde Herrn Hofbauer der Ernst der Lage schön langsam bewusst, der Meniskus, wie er vermutet hatte, konnte es also nicht sein. Von »Krebs« war aber zu diesem Zeitpunkt noch immer nicht die Rede.

1998 »tauchte« die Krankheit auf. Gab es Warnsymptome? »Ja, aber die konnte ich nicht deuten!« Zwei Jahre zuvor hatte er schon ab und zu Schmerzen am Knie, die aber auch immer wieder verschwanden. »Wahrscheinlich habe ich mich irgendwo angestoßen«, vermutete er. Im Laufe des Jahres 1997 wurde der Schmerz im rechten Knie immer stärker, vor allem bei Belastungen wie dem Stufensteigen. Erst als der Schmerz auch in der Ruhestellung auftrat, dachte er sich: »Da ist irgendwas.«
Im Februar 1998 ließ er sich im Krankenhaus das Knie »durchchecken«. Allein die Untersuchungen waren extrem schmerzhaft. Der erste Verdacht fiel tatsächlich auf den Meniskus, eine Arthroskopie sollte Klarheit schaffen. Da er gerade beim Hausbau war und bereits diverse Vereinbarungen diesbezüglich getroffen hatte, verschob er die

Untersuchung. Im August, als die Bauarbeiten fast fertig waren, ging er erneut zum Arzt. Die Schmerzen waren mittlerweile unerträglich geworden. Im Krankenhaus erfolgte endlich eine Kernspintomografie, nach zwanzig Minuten waren die Ergebnisse da.

»Keine Verletzung, sondern ein Tumor, das gehört sofort behandelt!« Seine erste Sorge war, sein Bein zu verlieren. Der Arzt konnte ihn diesbezüglich beruhigen, das müsse nicht unbedingt der Fall sein. Er wurde zu den Spezialisten für solche Tumore ins Wiener AKH geschickt. »Ein typischer Fall eines gutartigen Knietumores«, lautete die erste Diagnose. Herr Hofbauer war aber schon zum Skeptiker mutiert, er konnte das selbst nicht mehr glauben.

Ende September 1998 erfolgte der erste Eingriff. Mittels einer Resektion, natürlich in Vollnarkose, wurde ein Teil des Tumors zur weiteren Untersuchung entfernt. Am nächsten Tag das Ergebnis: ein »Osteosarkom«, also ein bösartiger Knochentumor. Außerdem ein seltener und schwerer Krebs. Die Ärzte stellten ihm eine düstere Prognose: sollte er nichts unternehmen, wäre er spätestens in sechs Monaten tot. Das Knie würde dann förmlich aufbrechen, und der Tumor die Metastasen im ganzen Körper verstreuen. »Das ist das Heimtückische am Osteosarkom«, weiß Herr Hofbauer. Wie lange die Geschwulst schon am Wachsen war, könne er nur vermuten.

Also Chemotherapie, denn: »Ich hatte ja noch etwas vor in meinem Leben!« Außerdem wurde es ihm als einzige Möglichkeit eröffnet, diesen Krebs zu überleben. Die Entscheidung war klar und eindeutig. »Fangen wir gleich an damit«, erklärte er. Eine Stunde später wurde ihm die erste Infusion verabreicht.

War die Diagnose ein Schock? »Interessanterweise schockiert mich das heute mehr als damals«, sagt Herr Hofbauer. Denn irgendwie hatte er sich damals schon darauf eingestellt, »dass das nichts Gescheites sein wird«. Dass der Tumor bösartig ist, war für ihn dann gar keine so richtige Überraschung mehr. Auf alle Fälle wusste er: »Jetzt musst du dich auf die Füße stellen, sonst kommst du unter die Räder!« Damals war er 40 Jahre alt und »wollte eigentlich noch nicht von der Bühne verschwinden«. Der Schock war in seinem persönlichen Umfeld wahrscheinlich größer als bei ihm, vermutet er, denn: »Ich selbst war sofort eingestellt auf Kampf!«

Die Chemos sollten den Tumor verkleinern und ihn »operabel« machen. Mit einem Liegegips wurde das Bein ruhig gestellt, von da an waren auch die Schmerzen weg. Am 11. Jänner 1999 dann die ganz große Operation: das rechte Knie wurde entfernt und durch ein künstliches ersetzt. Eine Riesennarbe erinnert heute noch an den Eingriff, ansonsten merkt man fast nichts von dem Ersatz. Auch nicht beim Gehen.

»Die Operation ist dann völlig problemlos über die Bühne gegangen«, erzählt Hofbauer. Am nächsten Tag lag er auf seinem Bett und löste Kreuzworträtsel. Die Ärzte bei der morgendlichen Visite waren verblüfft. »Hatten Sie nicht gestern diese schwere Operation? Da können sie schon wieder Kreuzworträtsel lösen?«, fragten sie erstaunt. Etwas Vergleichbares hatten sie noch nicht erlebt. Aber Hofbauer hatte keine Schmerzen mehr und war guter Dinge.

Wenn Herr Hofbauer von seiner Behandlung spricht, klingt das fast wie eine Geschichte vom letzten Urlaub. Seine mentale Stärke und sein Überlebenswille kennzeichneten die Einstellung zur Krankheit. Doch mit der Operation allein war es noch lange nicht überstanden. Nun folgten die »postoperativen Chemos«. Die längsten und schwersten, die es überhaupt gibt. »Die gingen wirklich an die Substanz«, gesteht er. Eine solche Therapie dauerte sechs Tage – durchgehend. Einmal in der Stunde musste der Urin kontrolliert werden und somit der aktuelle Zustand des Körpers. Von Jänner bis August 1999 dauerten die Behandlungen. »Marke beinhart«, sagt Hofbauer.

Die Ärzte befürchteten, dass während der Knieoperation Krebszellen ins Blut gekommen waren und sich erneut irgendwo ansiedeln könnten. Das war auch der Grund für die Chemos. Für das Osteosarkom gab es einen fixen Behandlungsplan. Das kam der Mentalität von Hofbauer entgegen. Man wusste, wie lange eine Behandlung dauerte und wie oft sie durchgeführt werden muss. Eine Chemo wurde verabreicht, die Ergebnisse analysiert und dann der nächste Schritt überlegt.

Hart auf hart

Nach den ersten Chemoinfusionen wurde ihm eine schlechte Nachricht von den Ärzten überbracht: »Herr Hofbauer, die Chemos greifen leider nicht!« Man müsse jetzt auf die »härteste Variante« zurückgreifen. Es ging also noch härter. »Diese Chemo war aber interessanterweise ambulant«, erzählt Hofbauer. Statt tagelang im Krankenhaus zu liegen, dauerten diese Infusionen nur eine Stunde lang. »Aber die Auswirkungen waren unglaublich!« Allein die Blutwerte »spotteten« nachher jeder Beschreibung.
Körperlich ist es ihm nun auch sehr schlecht gegangen. Aber auch das war relativ. »Die Ärzte und Krankenschwestern wunderten sich, dass es mir trotz allem so gut ging.« Da habe die Homöopathie eine wichtige Rolle gespielt, ist Hofbauer überzeugt.

Die homöopathische Behandlung wurde parallel mit der schulmedizinischen durchgeführt. Er war von Anfang an dafür, als ihm seine Geschwister zu diesem Schritt rieten. »Eine zweite Variante kann sicher nicht schaden.« Das war seine Einstellung. Der Homöopath war auch der Meinung: »Um die Chemos kommen Sie aber nicht umhin!«

Von September 1998 bis August 1999 zogen sich diese Chemos. Während der ganzen Zeit hielt er Kontakt mit seinem Homöopathen. »Ich hatte vollstes Vertrauen zu ihm, wie auch zu den anderen Ärzten im Krankenhaus.« Für Herrn Hofbauer ist Vertrauen ein entscheidender Faktor. Und er habe immer eine gute Basis mit allen behandelnden Ärzten gehabt.

Im Mai 1999 kam es zu einer Infektion im Knie. Wieder zurück im Allgemeinen Krankenhaus in Wien wurde das Bein erneut »aufgeschnitten, zerlegt und neu zusammengebaut«. Nüchtern und sachlich klingt es, wenn der 49-Jährige erzählt. Kaum vorstellbar für einen Unbeteiligten. Die künstliche Prothese wurde desinfiziert und wieder eingesetzt. Über die genaue Ursache dieser Infektion konnten die Ärzte nur Vermutungen anstellen. Sein rechtes Knie besteht jetzt aus Titanstahl und Hartplastik.

Nach der vorletzten Chemotherapie im August 1999 haben die Blutwerte dann »überhaupt nicht mehr gepasst«. Sein Hausarzt war schockiert: »Jetzt wird's gefährlich«, meinte er, als er die Befunde sah. Die Ärzte im Krankenhaus erklärten dem Patienten, dass man die letzte Chemo unbedingt noch durchführen solle. Das fixe Behandlungsschema sah dies vor. Nach gemeinsamen Beratungen mit allen Beteiligten kam Hofbauer zum Schluss: »Das muss ich noch durchziehen!«

Er zog es durch, aber es war an der Grenze zwischen Leben und Tod. Nachher ging es langsam wieder aufwärts, die roten und weißen Blutkörperchen bewegten sich wieder Richtung Normalwert. Ende 1999 folgte noch eine Zeit in der Rehabilitation in Bad Häring in Tirol, im Jänner 2000 begann er wieder zu arbeiten. Der Weg zurück in die Normalität. »Eineinviertel Jahre bin ich komplett ausgefallen, aber seitdem war nichts mehr«, lächelt Herr Hofbauer. Im Jänner 2000 beendete er nicht nur die homöopathische Behandlung, er benötigte auch seither keine anderen Medikamente mehr. Derzeit gibt es noch einmal im Jahr eine Kontrolle: Röntgenuntersuchung, Computertomografie, Ultraschall, Knochendichtemessung etc. Auch die Lunge wird überprüft. Am Anfang musste er das noch in ganz kurzen Abständen machen. »Da war ich viel unterwegs.« Aber das ist auch vorbei. Einmal im Jahr, »das werden wir in Zukunft wahrscheinlich beibehalten.«

Was man vor allem brauche, um das alles durchzustehen, das sei die Unterstützung der Familienangehörigen. Die Mutter, die Geschwister, seine damalige Freundin, Vereinsfreunde, Freunde. Alle seien hinter ihm gestanden. Und jeden Tag habe ihn jemand besucht. Prof. Richard Zimmerl, damals Chefredakteur der Zeitung »Die Briefmarke«, kam beinahe jeden Tag und schilderte die neuesten Artikel der Zeitung. »Das lenkt ab und baut einen schon auf«, sagt der leidenschaftliche Briefmarkensammler. Und diese Anteilnahme, so etwas vergisst man nicht. Auch von seinen Arbeitskollegen kam Unterstützung. Er musste nie um seinen Arbeitsplatz bangen. »Das war nie ein Thema.«

In seinem Heimatort kennt ihn ein jeder. Nicht nur als freundlichen Kundenbetreuer der Bank. Seit 1971 ist Hofbauer beim örtlichen Briefmarkenverein engagiert, seit 1988 ihr Obmann. Das Briefmarkensammeln war ein wichtiger Faktor in der langen Zeit der Unbeweglichkeit, verursacht durch das Tragen eines Gipses.
Bei zahlreichen heimatkundlichen Büchern über seine Gemeinde war er federführend. Seit 2002 ist er Obmann des Frankenburger Heimatvereins. Dass die Post eine Sonderpostmarke »Frankenburger Würfelspiel« herausgebracht hat, ist nicht zuletzt ihm zu verdanken. Das berühmt-berüchtigte historische Schauspiel wird alle zwei Jahre mit Hunderten von Mitwirkenden aufgeführt.

Da kommst du durch!

Herr Hofbauer lebt schon sein ganzes Leben im oberösterreichischen Frankenburg, wo er auch geboren ist. Dann Volksschule, Hauptschule und Handelsakademie. Seit der Matura arbeitete er immer in derselben Bank. Vor kurzem feierte er sein 30-jähriges Firmenjubiläum. Viele Leute in seiner Umgebung wussten nicht so recht, wie sie mit ihm nach dem Krankenhausaufenthalt umgehen sollten. Manche in seinem Ort trauten sich plötzlich nicht einmal mehr, ihn zu besuchen. »Für andere Leute ist es komischerweise schwieriger damit umzugehen, als für einen selber.« Er wurde in der ersten Zeit auch nicht immer erkannt, wenn er durch den Ort ging. So wie er in der ersten Rekonvaleszenz noch ausgesehen hat, mit Glatze und ein »bisschen aufgeschwemmt« im Gesicht. Vom Cortison. Nach der großen Operation musste er auch noch lange Zeit mit Gips herumlaufen. »Für einen selbst ist das eigentlich normal«, sagt Herr Hofbauer. Jedenfalls nichts Ungewöhnliches, wenn man vorher so etwas durchgemacht hat. Das hat auch etwas mit Wissen und Information zu tun. Er konnte sich da gut einfühlen, weil er beide Seiten kennt. Manchmal traue man sich einfach nicht fragen, wie es einem geht, mit denen man im Krankenhaus zusammengelegen ist. Man wisse ja nicht: »Geht's ihm gut oder nicht. Vielleicht ist er gar gestorben.« Umso größer sei die Freude dann, wenn man hört, dass es derjenige geschafft hat. Er selbst hatte während seiner Behandlung das intuitive Wissen in sich: »Da kommst du durch!«

Als seine »Erfolgsfaktoren bezeichnet er vor allem die Kombination aus Schulmedizin und Homöopathie, die eigene Einstellung und natürlich das Umfeld. Das Wissen, dass die Leute hinter einem stehen. Es sei einfach die Kombination von allem. Aber eines ist sich Hofbauer sicher: ohne Chemo wäre es nicht gegangen. Und auch, dass er in einem größeren Krankenhaus behandelt wurde, wo einfach bestimmte Erfahrungswerte schon vorhanden waren. Eine Zeit lang besuchte er auch einen »energetischen Masseur«, der seine Energiebahnen wieder ins Lot brachte.

Mit dem Osteosarkom hatte sich Herr Hofbauer einen der bösartigsten Krebsarten »ausgesucht«. So wurde es immer wieder gesagt. Aber woher kommt so etwas? Der Tumor selbst dürfte eine Wachstumsphase von ungefähr vier Jahren gehabt haben, sagten ihm Ärzte. Und tatsächlich kann er sich erinnern, dass er schon im Jahr 1996 ab und zu Schmerzen im Knie hatte.

Eine Vermutung hat Herr Hofbauer, und dass würde zu dieser Entwicklung, zumindest zeitlich, passen. 1994 war die Trennung von seiner damaligen Freundin, die er als sehr schmerzhaft empfand und über die er längere Zeit nicht hinweggekommen ist. »Das war eine Phase für mich, die könnte so eine Art Auslöser gewesen sein«, sagt Hofbauer. Diese Zeit ist schon lange vorbei, aber so etwas könnte, sagt Hofbauer, durchaus ein Umstand sein, der die Sache in Bewegung setzt. Er könne es nicht beweisen, aber dass gewisse Stresssituationen oder auch ein psychischer Schock so etwas auslösen können, hält er für möglich.

Während einer Behandlung im Krankenhaus wollte er unbedingt bei einer der vielen Buchpräsentationen seines Heimatvereines dabei sein. Am selben Tag stand noch eine Chemotherapie an, aber da er über ein Jahr an dem Buch gearbeitet hatte, wollte er unbedingt mit dabei sein. Mit der Rettung ging es danach direkt zur Veranstaltung. »Das ist sich genau ausgegangen.«

Im Jahr 2000 gönnte er sich mit einer kleinen Gruppe aus seinem Verein einen Urlaub in den USA. Bergwandern stand am Programm. Das war schon mit seinem »neuen« Bein. Er wollte das machen, und er schaffte es auch. Zwar keine »extremen« Sachen, aber nach allem, was er durchgestanden hatte, unglaublich.

Am Ende des Gesprächs drängt Herr Hofbauer zum Aufbruch. »Ich muss jetzt weg, ich habe noch Termine.« Bekannte, Freunde und natürlich sein Heimatverein. Herr Hofbauer hat noch viel vor.

Jetzt sind sie geheilt!

Elisabeth Bauernschmid

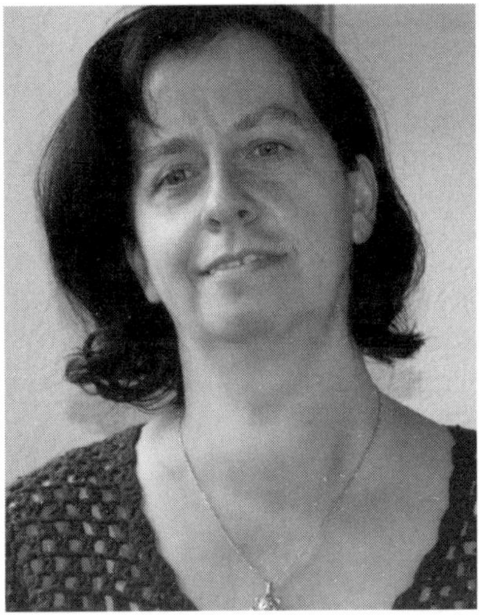

Die Radiologin war die Erste, die ihr am Telefon die Diagnose mitteilte. Es war Krebs. Ihr erster Gedanke: »Jetzt musst du sterben. Krebs war für mich gleich Tod.«

Ein halbes Jahr und zwei Radikaloperationen später galt sie als gesund. Im Bewusstsein, dass sie nun geheilt war und »Glück im Unglück« hatte, wollte sie wieder ganz von vorne beginnen. »Ich hätte am liebsten alles aufgegeben, die Wohnung und alles, wollte meine Möbel wegschmeißen und wäre dann woanders hingezogen.« Aber Frau Bauernschmid wohnt immer noch in ihrer Wohnung. Eine radikale Umgestaltung ihres Lebens war ihr aus finanziellen Gründen nicht möglich. Äußerlich hat sich also nicht viel geändert. »Aber die Einstellung zum Leben schon.«

Das vermeintliche Todesurteil lautete: Brustkrebs. Viele Frauen sind davon betroffen, sie selbst rechnete überhaupt nicht damit. Aber wer tut das schon? Gespürt hat sie nie etwas, keine Schmerzen, oder dass sonst etwas nicht in Ordnung gewesen wäre. Zu den Kontrolluntersuchungen ist sie regelmäßig gegangen. Die letzte Mammografie brachte noch einen unauffälligen Befund. Ein halbes Jahr später war alles anders. Die Biopsie ergab, dass die Sache bösartig ist. Es wurden mehrere Tumore in der rechten Brust festgestellt. Eine Tumorart mit einer starken Streuung in der Brust. Nur eine radikale Operation mit einer Entfernung der Brust könne dauerhafte Heilung bringen, erklärten ihr die Ärzte. »Meine erste Reaktion war: ich lass mich nicht operieren.« Sich aber wirklich gegen die Meinung der Ärzte zu stellen, hat sie sich dennoch nicht getraut. Sie dachte sich zuerst, dass es ja noch etwas Anderes geben müsse als alles wegschneiden. Man hätte auch nur die Tumore allein herausoperieren können, aber das Risiko, dass sie wieder nachkommen, sei zu groß gewesen. Das sagten ihr die Ärzte. »Es war eine wahnsinnige Entscheidung für mich, aber was bleibt einem für eine Alternative, wenn der Arzt sagt, dass es bösartig ist und dass das die einzige Möglichkeit ist?«

Innerhalb von 14 Tagen wurde sie operiert. Zuerst haben die Ärzte den größten Tumor und einen Lymphknoten entfernt. Als es gesichert war, dass der Tumor bösartig ist, wurde in einem zweiten Schritt die ganze Brust entfernt. Die linke Brust wurde danach noch gründlichst untersucht. Man fand nichts Auffälliges. Wieder ein halbes Jahr später wurden auch dort Tumore festgestellt, in der Größe von »Sandkörnchen«. Winzig waren sie, dennoch war das Ergebnis wieder eindeutig: Krebs. Also bösartig. Und das, obwohl sie über Monate hinweg Spritzen in den Bauch bekam, »wahrscheinlich eine Antikörper- oder Hormontherapie«. Damit sollte ein Übergreifen der Krankheit auf die andere Brust verhindert werden. Leider vergebens. Also musste auch die zweite Brust weg.

Die Ärzte sagten ihr schon vor vielen Jahren, dass sie ein »extrem dichtes« Drüsengewebe hätte. Darum wäre es besser, wenn sie jedes halbe Jahr zu einer Untersuchung gehen würde. Die Wahrscheinlichkeit, dass es »etwas geben« würde, sei nämlich größer als bei anderen Frauen. Bei einem festen Drüsengewebe könne sich leichter etwas »ansetzen«. »Ab 40 steigt die Wahrscheinlichkeit sowieso, Brustkrebs zu bekommen«, weiß Frau Bauernschmid. Also machte sie jedes halbe Jahr eine Mammografie und zusätzlich eine Ultraschalluntersuchung. So wurde der Krebs entdeckt.

Vor der ersten Operation ging es ihr extrem schlecht. Sie konnte sich gerade noch aufraffen, zwei psychosoziale Beratungsstellen zu besuchen, die sie wiederum zur *Krebshilfe* verwiesen. Dort bekam sie einige Informationen, doch für eine längere psychologische Betreuung war die Zeit zu kurz. Die Ärzte drängten zum Eingriff. Das Warten auf die Operation war »die Hölle«. Die alleinstehende Frühpensionistin hielt das Alleinsein nicht mehr aus und zog kurzfristig zu ihrer Mutter, die mit dieser Situation aber überhaupt nicht umgehen konnte. »Sie weinte eigentlich die meiste Zeit.« Auch sie stand unter Schock. Beide konnten an nichts Anderes mehr denken als an die Krankheit und die bevorstehende Operation. Unfähig, etwas zu tun oder sich irgendwie abzulenken, rückte der Krankenhaustermin näher.

»Lass dich fallen!«, rieten ihr manche vor der Operation. Da sie ja sowie da durch musste, hielt sie das auch für die beste Einstellung. Nach der ersten Operation kamen die Schmerzen. Sie konnte nicht schlafen, da sie nur am Rücken liegen konnte. Die ersten zwei Tage waren körperlich und psychisch »ein Horror«. Einerseits war sie froh, denn sie wusste, dass das Bösartige jetzt weg ist aus ihrem Körper. Das andere war natürlich der Verlust ihrer Brust. Nach der Operation redete sie mit vielen Frauen, mit Patientinnen, Krankenschwestern, Freundinnen und mit ihrer Mutter. Unterstützung fand sie auch bei einer klinischen Psychologin. Gleich nach der Amputation, noch während des Eingriffs, wurde eine Art Prothese implantiert. Sie diente zum Brustaufbau, eine Flüssigkeit wurde hineingespritzt. Das musste gleich gemacht werden, weil sonst das Gewebe absterben würde und dann ginge es nicht mehr. Ein halbes Jahr lief sie mit dieser Prothese herum, ein »Fremdkörper, der sich wie ein schwerer Stein anfühlte«. Laufend wurde etwas hineingespritzt, schließlich kam die Prothese heraus und die Brust wurde mit Silikonpolster aufgefüllt.

»Die Alternative wäre gewesen, dass man überhaupt nichts tut, man schneidet alles weg und das bleibt so flach und aus.« Das wollte sie nicht, dann wäre sie sich gar nicht mehr als Frau vorgekommen. Das Silikon bleibt jetzt drinnen und muss auch nicht mehr kontrolliert werden. Außer es gäbe einmal eine Entzündung.

So lag sie einen Monat im Krankenhaus. Wenn man die Brust nicht amputiert hätte, wäre über kurz oder lang die ganze Brust voller Tumore gewesen, versicherten ihr die Ärzte. Später hätte der Tumor dann auch auf den Körper übergreifen können. Der ganze Körper wurde zur Sicherheit noch einmal gründlich untersucht. Gott sei Dank waren im Körper noch keine Metastasen zu finden.

Pensionsschock

Frau Bauernschmid glaubt, dass die Umstände, die zu ihrer Pensionierung führten, einen Teil zu ihrer Erkrankung beigetragen haben. »Der Terror, der damals in der Arbeit herrschte, hat sich eindeutig negativ auf mich ausgewirkt.« Sie arbeitete bei der Post, und nach der Privatisierung ging ihrem Gefühl nach alles bergab. »Unsere neuen Chefs sind über uns Mitarbeiter hinweggefahren, die hat es nicht interessiert, wie alt du bist, ob du pragmatisiert bist oder nicht.« Seit ihrem 19. Lebensjahr arbeitete sie in der Verwaltung in den verschiedensten Stellen, zuletzt in der Buchhaltung. Der Leistungsdruck in der Arbeit wurde größer und größer. Dann kam die Pensionierung. Mit 42 Jahren. »Aus gesundheitlichen Gründen«, hieß es. Krank war sie damals eigentlich nicht. Die Nachricht wurde ihr telefonisch mitgeteilt: »Sie brauchen morgen nicht mehr kommen!« Sie hatte zwar einige Probleme mit der Wirbelsäule, aber das ist normalerweise kein Grund für eine Frühpension. Es traf sie völlig unvorbereitet. Sie erlitt einen regelrechten Pensionierungsschock. Sie konnte sich nicht darauf einstellen, so wie es andere, Ältere, können. Von nun an musste sie mit viel weniger Geld ihr Auslangen finden. Die Wohnung musste erhalten werden, und ein Auto hatte sie ja auch noch. Der finanzielle Druck stieg.

Die Zeit nach der Pensionierung war geprägt von einem großen Sinnlosigkeitsgefühl. »Es fängt schon an, wenn du in der Früh aufstehst. Du hast ja eigentlich nichts zu tun und du kannst schlafen, solange du willst.« 23 Jahre war sie bei der Post, schon wie ihr Vater zuvor. »Du kommst dir so nutzlos vor, es braucht dich niemand. Die Leute im Haus sprechen dich an, was man denn so macht, und du kannst nichts darauf antworten. Man geniert sich dafür, dass man den ganzen Tag zu Hause ist. Die Leute schauen dich dann so komisch an.« Sie hat sich zurückgezogen, richtiggehend versteckt. Ab nun musste sie sich den Tag selbst einteilen, aber genau das konnte sie nicht. Der Schock wirkte lange nach und verwandelte sich in eine ausgewachsene Depression. Sie hätte sich neben ihrer Pension etwas dazuverdienen können. Ein Halbtagsjob wäre ihr am liebsten gewesen. Aber so etwas fand sie nicht.

Fünf Jahre später kam der Krebs. »Warum gerade ich, warum nicht ein anderer?« Diese Frage stellte sie sich immer und immer wieder. Auch heute noch, wenn auch nicht mehr so oft. Nach der ersten Operation brauchte sie eine Woche, bis sie sich wieder voll und ganz in den Spiegel schauen konnte. »Am Anfang konnte ich die Operationsstelle gar nicht anschauen.« Dieser Fremdkörper, der die Stelle ihrer Brust einnehmen sollte, war steif und rot. Es war eine Entzündung, Fieberschübe traten auf. Im Laufe der Zeit wurde es besser. Vor der zweiten Operation war der Schock nicht mehr ganz so groß, da sie ja ungefähr wusste, was auf sie zukommen würde. »Ich fühlte mich bei meinen behandelnden Ärzten in guten Händen.«

Was hat sich nun tatsächlich in ihrem Leben verändert? »Erstens einmal das Essen. Man wird gesundheitsbewusster.« Bei der *Krebshilfe* fand sie eine Broschüre, die hieß: »Ernährung bei Krebs.« Dort steht auch, dass die Ernährung ein großer Faktor bei der Krebsentstehung sein kann. »Ich habe mich auch vorher nicht so schlecht ernährt. Jetzt ernähre ich mich aber ganz bewusst.« Zum Beispiel sowenig Fette wie möglich. Und dann viel Obst und Gemüse. Das haben ihr auch die Ärzte im Krankenhaus geraten. Sie denkt auch viel darüber nach. Die Ernährung spielt jetzt eine große Rolle in ihrem Leben. Auch dass viel Bewegung gut ist, hat sie mittlerweile erkannt, obwohl sie nicht viel Sport betreibt. Am liebsten noch Rad fahren. Am Anfang hatte sie noch Angst vor einem Sturz, sie wusste nicht, wie sich so etwas auf das Brustimplantat auswirken würde.

Kraft aus der Natur

Die ganz großen Veränderungen scheiterten ihrer Meinung nach am Finanziellen. Aber nun weiß sie: man muss etwas für sich selber tun. Etwas, was einem selber gut tut, der eigenen Psyche gut tut. »Für mich ist es die Natur, in die Natur gehen, draußen in der Natur sitzen, die Augen zumachen und die Stille bewusst genießen.« So oft wie möglich sucht sie diese Stille und Harmonie in der Natur. Großartige Hobbys hat sie nicht. Ein größerer Urlaub ging sich finanziell nicht aus.

Große Hilfe erhielt die heute 49-Jährige von ihrer Mutter und ihrer Tante. In ihrer Familie gibt und gab es auch weit und breit niemanden, der Krebs hatte oder hat. Der Vater starb an einer alten Kriegsverletzung. Sie selbst beschäftigte sich auch nie mit diesem Thema. Gehört hat sie das immer nur von anderen, aber das ging ihr nicht so nahe. Für sie war es auch nie ein Angstthema, sodass sie sich dachte: »Hoffentlich bekomme ich das nicht!« Ob es Menschen gibt, die sich im Vorhinein schon intensiv damit beschäftigen, weiß sie nicht und kann es sich auch nicht vorstellen. »Was ich aber nicht verstehe, ist, dass es Frauen gibt, die sich nie untersuchen lassen, die das einfach nicht interessiert.« Früherkennung sei doch wichtig. Sie kennt sogar Frauen, die Angst vor der Mammografie hätten.

Mit den Ärzten hat sie eigentlich keine negativen Erfahrungen gemacht. Den Chirurgen, der sie die ganze Zeit über betreute, empfand sie als sehr einfühlsam. »Über den kann ich nur das Beste sagen!« Zu ihrer Heilung waren weder Chemotherapie noch irgendwelche Bestrahlungen notwendig. Nach der letzten Operation verkündete der Arzt: »Jetzt sind sie geheilt!«

Die Frage nach dem Sinn ihrer Erkrankung kann sie nicht beantworten, obwohl sie schon glaubt, dass es einen geben müsse. Es war und ist ihr immer noch ein großes Bedürfnis, darüber zu reden, andererseits wird ihr immer bewusster, dass man nicht dauernd davon reden und die alten Geschichten wieder hervorholen soll. Über das »Warum« denkt sie nach wie vor nach, auch Bücher liest sie zu diesem Thema, wenn auch nicht sehr intensiv. Da hat sie Angst, wieder in einen Konflikt zu geraten. »Der Arzt riet mir auch, nicht zu viel zu lesen. Denn es gibt so viele Bücher, und in jedem Buch steht etwas Anderes!«

Mittlerweile kann sie mit ihrer Situation besser umgehen. Nur bei manchen Gelegenheiten, wenn sie sich zum Beispiel ein Kleid kaufen möchte, etwas Modisches für den Sommer, wird sie an ihre Krankheit erinnert. »Du schaust dir andere Frauen an und denkst dir, wenn ich das bloß auch anziehen könnte.« Bei solchen Gelegenheiten kann sie in eine Depression geraten. Es wurde ihr gesagt, dass man mindestens fünf Jahre braucht, bis man so einen Verlust verkraftet hat. »Aber es stimmt, mit der Zeit wird es leichter.« Sehr geholfen hat Frau Bauernschmid die *Krebshilfe Oberösterreich.* Dort fand sie Verständnis für ihre Situation und dort konnte sie sich das erste Mal richtig aussprechen. Besonders für Frau Gisela Moser, eine Psychotherapeutin und Psychoonkologin bei der *Krebshilfe Oberösterreich*, findet sie großes Lob. »Die hat eine unglaublich positive und beruhigende Ausstrahlung.« Nun engagiert sich Frau Bauernschmid selbst ehrenamtlich für die *Krebshilfe.* Vor allem bei Büroarbeiten und beim Telefondienst hilft sie aus. Auch bei diversen Veranstaltungen der *Krebshilfe* ist sie unterstützend dabei. Ein großes Anliegen ist ihr die »*Pink Ribbon*«-

Aktion (siehe Anhang), bei der österreichweit Veranstaltungen zum Thema Brustkrebs abgehalten werden. Darin werden Informationen über Vorsorgeuntersuchungen und Hilfestellung für betroffene Frauen geboten.

Im Großen und Ganzen zählt sie sich zu den Glücklichen: »Das ist das Positivste: Ich bin geheilt und ich fühle mich auch so!«

Dem Arzt war ich nicht egal

Josefine

Pferde, Pferde, Pferde. Leidenschaft und Passion. Von klein auf schon hatte Josefine immer nur eines gewollt: Reiten, Pferde betreuen, voltigieren. Und der Traum ging in Erfüllung. Gemeinsam mit ihrem Mann hatte die heute 56-Jährige einen kleinen Reitstall. »Haus und Hof samt Reitplatz. Wunderschön«, erinnert sich Josefine. Vier Pferde im Stall, Tiere, die ihr Lebensglück bedeuteten, die aber auch jede Menge Arbeit mit sich brachten. Haushalt, Pferde betreuen, Reitstunden geben. Sehr anstrengend, aber alles ging gut. Das jedenfalls glaubte Josefine. Bis das Geld immer weniger wurde, bis das Geld völlig ausblieb. Ihr Mann, ebenfalls selbstständig, schlitterte in den Konkurs. Haus und Hof, alles bis auf ihre Pferde wurde versteigert. Die-

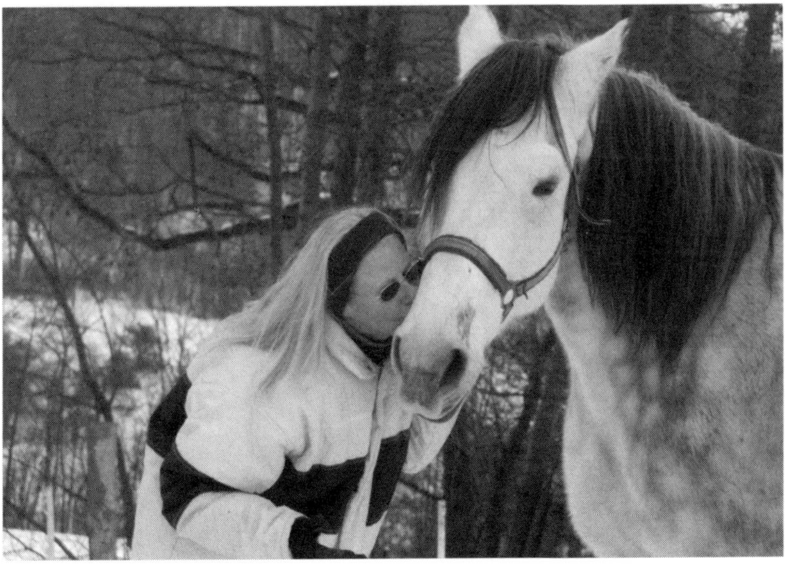

sen Verlust hätte sie vermutlich verkraftet, sagt sie, doch das wirklich Schlimme daran war, dass ihr Mann nicht mit ihr sprach. Er sagte ihr nicht, dass es Probleme gebe, sagte ihr nichts von Zahlungsschwierigkeiten. »Er sprach einfach nicht mit mir.« Auch nicht, als sie ihn zur Rede stellen wollte. Stattdessen »flüchtete« er in die Werkstätte und zog sich zurück. Seit 30 Jahren sind die beiden verheiratet, nun leben sie getrennt. Über viele Jahre litt Josefine an dem Verhalten ihres Mannes. »Er war so lieblos zu mir.« Sicher, beschäftigt waren sie beide bis über die Ohren, so beschäftigt, dass selbst sie lange Zeit nicht bemerkte, dass etwas nicht stimmt zwischen ihnen, sagt Josefine.

Die beiden durchlebten eine lang andauernde Belastungssituation. »Zu viel. Das schaffe ich nicht mehr.« Das dachte sie immer öfter. Dazu kam, dass ihre permanente Überforderung sich noch mehr steigerte, als ihre Tochter aus dem Babyalter herauskam, zum Kind wurde. »Mir wurde das alles zu viel, weil ich ganz alleine dastand. Mein Mann hat mich zu wenig unterstützt. Er war für das Geldverdienen zuständig, und ich versuchte ihm den Rücken freizuhalten. Er verleugnete alle Probleme, auch seine eigenen. Er verdrängte einfach alles. Er ist aber kein böser Mensch, er hat das alles nicht gewollt. Nur, das Schlimme ist, man kann nicht mit ihm reden. Er blockt völlig ab, will nichts hören und zieht sich zurück.« 15 Jahre etwa ging das so dahin. Auch heute noch findet Josefine keine Gesprächsbasis mit ihrem Mann. Obwohl sie ihn nicht als »schlechten« Menschen sieht, nimmt sie ihm seine Gesprächsverweigerung, seine Nichtanteilnahme, übel. »Er hätte doch sehen müssen, dass es mir nicht gut geht. Aber er hat nichts gesagt. Ich fühlte mich so im Stich gelassen, so hängen gelassen«, sagt sie. Die ganze Verantwortung sei auf ihr gelastet, jahrelang, nur die Liebe zu den Pferden hielt sie aufrecht. Maßlos enttäuscht war sie. Frustriert, aber ohne Kraft, zornig zu sein oder zu hassen. »Der Knoten in der Brust hat auch damit angefangen, das spüre ich«, sagt sie.

Operieren lassen, was denn sonst!

Mitte 40 war sie, als sie spürte, dass etwas nicht stimmte mit ihr, auch körperlich. Ihre Finger tasteten, suchten und fanden. Gut elf Jahre ist es jetzt her, als Josefine einen Knoten in ihrer Brust erfühlte. Ein erster Schock. Zuerst tat sie gar nichts, nach einigem Zögern dann ging sie doch zum Arzt. Sie musste zur Mammografie. »Aber erst im Ultraschall sah man: da ist etwas.« Ein Etwas, so groß wie ein Tischtennisball. Nach der Diagnose »Brustkrebs« sollte sie eine Gewebeprobe machen lassen, aber sie hat das nicht getan. »Schlafende Hunde soll man nicht wecken.« Mit dem Arzt konnte sie nicht sprechen, denn für ihn sei die Sache ohnehin klar gewesen. »Operieren lassen, was denn sonst! Sie sind doch eine vernünftige Frau«, das war sein Kommentar. Josefine wollte sich »nicht mit ihm anlegen«, ging nach Hause und ließ dann keinerlei Untersuchungen mehr machen. Auch zuhause blieb sie mit ihrem neuen Problem allein. Ihrem Mann erzählte sie zwar von der Erkrankung, ihre restliche Familie aber erfuhr nichts.

Josefine begann zu grübeln. Was sollte sie tun? Sie kaufte sich Bücher, die ihr vielleicht weiterhelfen konnten. Und sie dachte über ihre Krankheit nach. Medizinisch unternahm sie vorerst gar nichts weiter. Einige Zeit später gewann sie eine Reise, die sie auch antrat. Eine Reisegefährtin erzählte ihr, ihr Sohn sei »Prana-Heiler«, sie könne ihn gerne konsultieren. Wieder zuhause, tat Josefine, wie ihr geraten. Sie erhielt vom Prana-Heiler eine energetische Behandlung. »Ich hatte aber nicht das Gefühl, dass der Knoten kleiner wird.« Dennoch, rein schulmedizinisch wollte sie sich nicht behandeln lassen. »In diesen Mühlen möchte ich nicht gemahlen werden. Ich habe da immer das Gefühl, dass das mehr schadet als nützt«, sagt sie. Und: »Dann erinnerte ich mich, dass ich ja einen alternativen Arzt kenne, der mir schon bei meinen früheren schweren Nebenhöhlenproblemen so gut geholfen hat.« Sie hatte vor vielen Jahren von Dr. Thomas Kroiss in einer Radiosendung gehört. Er war damals noch Arzt im Wiener

Krankenhaus Lainz, mittlerweile ist er als freiberuflicher Arzt tätig. Zu diesem Arzt hatte Josefine vollstes Vertrauen. »Er hat mir mehrmals geraten, mich operieren zu lassen. Aber ich wollte das nicht.« Das bestätigt auch Dr. Kroiss. »Sie kam zu mir und wollte alternative Therapien haben. Der Tumor war schon sehr groß, nämlich 4 x 3 x 3 Zentimeter, mit tastbaren Lymphknoten-Paketen bis hinauf in die Achselhöhle. Auch die einschlägigen Tumormarker waren deutlich erhöht. Sie war zuerst sehr alternativ, also auf Natur eingestellt, wollte überhaupt keine Operation. Aber schließlich ließ sie sich dennoch von mir soweit beraten, dass wir die IPT, die Insulin-potenzierte Therapie, machten. Davon ging alles weg«, so Kroiss.

Der Arzt versuchte es also mit der IPT, einer Art »Chemo light«-Variante. »Ich habe sehr gut darauf angesprochen. Für mich war die Therapie relativ harmlos«, sagt Josefine. Ihr alltägliches Leben lief in den gewohnten Bahnen. Haushalt, Pferde betreuen, Reitunterricht geben. Doch weil privat alles aus dem Ruder lief, das Geld knapp wurde und die Finanzierung der teuren Therapie gefährdet war, schien der Heilungsverlauf ernsthaft in Gefahr. Josefine brach die Behandlung ab, denn was sollte sie ohne Geld tun? »Dann rief mich Dr. Kroiss an und fragte, warum ich nicht mehr komme. Ich musste ihm die Wahrheit sagen.« Doch zu ihrer Überraschung erklärte sich der Arzt bereit, die Behandlung fortzusetzen. »Auch ohne Bezahlung. Er machte vorerst gratis weiter«, kann es Josefine immer noch nicht so recht glauben. Insgesamt dauerte die intensive Behandlung etwa ein Jahr. »Zurückgeblieben ist lediglich ein Narbengewebe, die Werte sind sehr gut. Hätte ich Kroiss nicht gehabt, gäbe es mich nicht mehr«, sagt Josefine in großer Dankbarkeit. Noch heute kontrolliert er regelmäßig ihren Gesundheitszustand.

Der Knoten in Josefines Brust ist verschwunden. Doch ihre seelischen Schmerzen sind noch immer nicht Vergangenheit. Sehr hängt sie an ihren Pferden, die sie trotz Geldmangel noch immer in einem Stall untergebracht hat. Doch wie soll es weitergehen? Sie kann mit ihrem

Mann immer noch nicht sprechen, sagt sie, und ein richtiges Zuhause hat sie, seitdem Haus und Hof versteigert wurden, auch noch nicht gefunden. Die ihr so wichtigen Gespräche findet sie in der Psychotherapie. »Gespräche sind notwendig. Sich alles von der Seele reden, das brauche ich«, sagt Josefine. Das braucht sie, damit sie gesund bleibt und ihr Leben wieder in den Griff bekommt.

Gefragt nach den Eckpfeilern ihrer Heilung vom Krebs nennt Josefine zwei Punkte. Erstens die Behandlung mit der IPT. Ohne diese Behandlung hätte sie es nicht geschafft, da ist sie sich sicher. Und zweitens: Der Umstand, dass sich ihr Arzt so um sie gekümmert hat. »Dass er mich selbst dann weiter behandelt hat, als ich kein Geld mehr hatte, das hat mich tief berührt. Denn das heißt, dass ich ihm nicht egal bin. Dass es ihm nicht egal ist, wie es mir geht.«

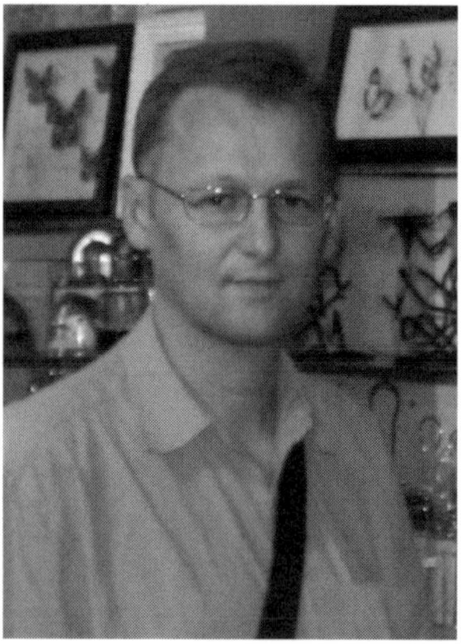

Der Schweizer, das Knochenmark und ich

Reinhard Hofer

»Es sieht nicht gut aus« und »Sie sind sehr schwer krank.« Der Assistenzarzt rieb es mir jeden Tag unter die Nase. Nicht krank, nicht schwer krank, sondern »sehr« schwer krank. Dauernd wiederholte der Assistenzarzt diese Sätze. Ich hatte gerade die Diagnose »AML – Akute Myeloische Leukämie« bekommen und wartete sehnsüchtig auf einen Strohhalm. Er kam nicht. Stattdessen kam der Assistenzarzt. Jeden Tag wieder stand er vor mir und blickte mir ernst in die Augen. Sie sagten: »Du musst sterben. Bald.« Gott sei Dank wurde ich nach einer Woche ins Allgemeine Krankenhaus Wien verlegt. Dort waren die Spezialisten zu Hause, und ich hatte das Gefühl, die nehmen mich mit offenem Herzen auf. Schließlich hatte ich eine sehr seltene Form der Leukämie, und meine Unterart (M 6) galt als »prognostisch äußerst ungünstig«. Und das Ganze im fortgeschrittenen Stadium. Ich war eine medizinische Herausforderung!
Wochen brauchte ich jedoch, um meinen Hass und meine Wut auf besagten Assistenzarzt loszuwerden. Dr. Alexander Gaiger, ein Onkologe und Psychotherapeut, mit dem ich mich zweimal in der Woche traf und der im Laufe meiner Behandlung eine wichtige Rolle spielen sollte, unterstützte mich dabei. Ich weinte sehr viel bei ihm, am An-

fang waren es hauptsächlich Tränen der Wut. Ich solle alles herauslassen, sagte er. Einmal zertrümmerte ich stellvertretend für diesen Arzt einen Holzsessel. Das half tatsächlich.

Ein Liter Blut, fünf Liter Wasser

Wie konnte es dazu kommen? »Das Blut ist schlecht!« Die Stimme meines Hausarztes am Telefon klang besorgt. »Sofort ins Krankenhaus!« Ein Befehl, dem ich bereitwillig nachkam, denn so konnte es nicht mehr weitergehen. Im Spital ging alles sehr schnell. Nachdem die Blutwerte aus dem Krankenhauslabor eingetroffen waren, begleiteten mich zwei Krankenpfleger auf die Intensivstation, kurz darauf fand ich mich hinter Glastüren wieder. Ärzte und Krankenschwestern kamen nur mehr mit Mundschutz herein. Draußen vor der Tür versammelte sich ein Dutzend Ärzte und berieten sich. Aber keiner redete mit mir, keiner sprach mir Mut zu. Das ging tagelang so. Sogar die Krankenschwestern machten einen hilflosen Eindruck. Was sollte das?

Okay, meine Blutwerte waren eine Katastrophe. Wie schlecht sie waren, wurde mir erst im Laufe der nächsten Monate bewusst. Mein Blut schäumte über vor einer Horroranzahl an Krebszellen. Ich hätte jederzeit ins Koma fallen können, sagte mir eine Ärztin später. In diesem Zustand bin ich wochenlang herumgelaufen, wenn man von Laufen reden konnte. Autofahren war noch das Leichteste, da merkte ich am wenigsten von meiner großen Schwäche. Alles andere war eine Zumutung. Die Stiege zur Wohnung meiner Eltern bin ich immer in drei Sätzen hinaufgesprungen, nun musste ich nach jeweils exakt drei Stufen eine Pause einlegen. Aber es war auch ohne Treppensteigen eine Qual. Beim normalen Gehen ging mir nach wenigen Schritten die Puste aus, ich musste stehen bleiben, oder, wenn die Möglichkeit bestand, mich hinsetzen, um mich zu erholen. Aber ich erholte mich nicht. Es war nicht nur diese unglaubliche Schwäche, mein Herz begann auch immer wilder zu pochen. Am Ende dröhnte es so in meinen Ohren, dass ich deswegen nicht mehr einschlafen konnte. Es ist ein Herzproblem, dachte ich. Ich klammerte mich förmlich an diesen Gedanken, er wurde zu meiner großen Hoffnung. Es schien mir harmlos im Vergleich zu den Alternativen, die mir wirklich Angst machten. Bei meinen Eltern fand ich ein dickes Medizinbuch, in dem Krankheiten samt ihren Symptomen aufgelistet waren. Beim Schmökern stieß ich auf den Namen »Leukämie«. Die Symptome passten verdammt gut zu den meinen. Ich blätterte sofort weiter. Das konnte es ja nun wirklich nicht sein!

Sechs Liter Blut habe ein gesunder Mensch, erklärte mir der Oberarzt. Bei mir seien es kaum ein Liter, der Rest quasi Wasser. Meine Blutproduktion war ins Stocken geraten, die Quelle am Versiegen. In der ersten Nacht im Krankenhaus bekam ich ununterbrochen Bluttransfusionen. Eine nach der anderen, bis zehn Uhr früh. Nie werde ich das Gefühl vergessen, wie mit jedem Tropfen, kühl und kraftspendend, das Leben in meinen Körper zurückkehrte. Gleichzeitig lief in meinem Kopf der Alptraum weiter. Und immer wieder die Erkenntnis: Es ist kein Traum. Die Angst, verrückt zu werden. Ich konnte nichts tun, dennoch musste ich meinen Geist beschäftigen, mich irgendwie ablenken. Mir fiel das »Vaterunser« ein. Das Einzige, was ich auswendig konnte. Die ganze Nacht, in der ich keine einzige Minute Schlaf fand, wiederholte ich es ohne Pause. »Vater unser im Himmel, geheiligt …« So überstand ich diese Nacht. Die Glastür ging auf und zu, die Ärzte kamen, um mir Blutkonserven an- und abzuhängen. Es gelang mir tatsächlich, alle anderen Gedanken fernzuhalten.

Die Kraft, die ich in dieser Nacht erhalten hatte, hielt interessanterweise die nächsten Monate an. Ein erstaunliches Phänomen, über das ich viel nachgedacht habe. Denn der Krebs war ja nach wie vor da und fraß meine gesunden Blutzellen auf. Aber trotz mehrerer Chemotherapien ging es mir dann nie mehr so schlecht wie vor der Diagnose.
Mein Lebenswille überlagerte von Anfang an alles. Wo war er nur vorher gewesen? Ich war in einer schwierigen Lebenssituation, ahnte

aber natürlich nicht, wie ernst das tatsächlich werden würde. Probleme mit dem Studium, regelmäßige Umzüge von einer Wohnung in die andere und finanzielle Probleme. Was eigentlich offensichtlich war, hatte ich gründlich unterschätzt. Aber mit Anfang 20 ist man unsterblich, wer denkt da an eine schwere Krankheit? Die größten Anstrengungen und schwierigsten Situationen steht man durch, sogar nach einem Vollrausch erholte sich der Körper in kürzester Zeit. Und der Alkohol hatte doch immer alle Probleme gelöst! Einmal erhielt ich noch einen »Energieschub«, als ich dachte, dass sich für mich eine berufliche Perspektive ergeben würde. Leider vergebens. Irgendwie wurde ich schwächer und schwächer, konnte mich zu nichts mehr aufraffen. Eine Depression, die quasi den Körper auffraß. So sehe ich das heute. Es war nicht mehr zu leugnen: ich war am Ende. Die meisten Ärzte schienen anfangs derselben Meinung zu sein. Ausgerechnet im Krankenhaus, als Schwerkranker unter Schwerkranken, hatte ich plötzlich wieder Kraft und Lebensmut. Selbstmord? Bei einer meiner »Sitzungen« mit Dr. Gaiger kam das Thema »Selbstmord« auf. Ich dachte gar nicht daran, obwohl ich in meinem Inneren ein Szenario entwarf. Sollte ich selbst einmal davon überzeugt sein, dass es keine Hoffnung mehr für mich gibt, könnte ich mich vor die U-Bahn werfen. Etwas »Besseres« fiel mir nicht ein. Ich weiß, dass ich dazu niemals fähig gewesen wäre.
Ganz am Anfang dachte ich gelegentlich über mögliche Ursachen der Krankheit nach. Aber Tschernobyl war nicht schuld, giftige Dämpfe hatte ich auch keine eingeatmet. Ich wusste von Anfang an, dass es etwas mit mir zu tun hat. Viele Kranke fragen sich: »Warum gerade ich?« Ich dachte mir: »Natürlich ich!« Nach dem Zorn auf manche Ärzte waren Angst, Trauer und Dankbarkeit die vorherrschenden Gefühle. Dankbarkeit? Ja, dafür, dass ich trotz allem noch lebte. Dass ich trotz allem eine Chance hatte. Auch wenn die gering war. Dass ich kämpfen durfte und auch konnte. Das konnte nun wirklich niemand verstehen, dass ich auch noch dankbar war. Viele Briefe habe ich geschrieben, viele habe ich bekommen. Menschen haben für mich gebetet. Aus dem psychotherapeutischen Gespräch mit Dr. Gaiger

wurde meistens nichts. Stattdessen habe ich geheult, ich konnte gar nicht anders, die Schleusen waren plötzlich offen, und das tat mir gut. Nach einer Stunde Weinkrampf verließ ich einen verdutzten Dr. Gaiger, der mir eine Stunde dabei zusehen musste. Ich hingegen fühlte mich danach fast wie neugeboren.

Meditation auf Station 18 i

Rotes Bettenhaus, Ebene 18, Station i. Die Leukämiestation des AKH Wien. »Sie können es schaffen, aber es kann natürlich auch schiefgehen.« Nach all der aufgeregten Hilflosigkeit im vorigen Krankenhaus tat die Nüchternheit des jungen Oberarztes gut. Er erklärte mir, auf was ich mich die kommenden Wochen einzustellen hätte: vier Wochen Chemotherapie, dann zwei Wochen Pause, dann die zweite Chemotherapie, dann vier Wochen Pause. Dann werde man weitersehen. Nach kaum fünf Minuten war er wieder weg und ich war wieder den Eindrücken auf der Station ausgesetzt. Es war neun Uhr vormittags und es herrschte für mein Gefühl eine unglaubliche Hektik und ein Durcheinander. Und wo man hinsah, nur Kranke, Glatzköpfe und halbe Leichen. Hier sollte ich gesund werden?

Nach dem anfänglichen Schock stellte sich so etwas wie Routine ein. Seelisch ging es auf und ab, körperlich fühlte ich mich gut. Ich begann zu meditieren. Zum Meditieren fehlten mir schon lange die Kraft und die Motivation. Jetzt, wo ich zu den Schwerkranken zählte, war plötzlich auch diese Kraft wieder da. Und die Motivation, weil ich ein Ziel hatte: die Gesundheit. Bewusst ein- und ausatmen, fühlen, wie sich der Körper entspannt. Dann begann ich zu visualisieren. Ich stellte mir die Ärzte vor, wie sie mir zu meinen großartigen Blutwerten gratulierten. Wie mir der Primar lachend die Hand schüttelt und zu mir sagt: »Ich gratuliere Ihnen, sie sind gesund!« Danach fühlte ich mich tatsächlich ausgezeichnet. Täglich erwartete ich nun die frohe Botschaft, denn ich glaubte vollkommen naiv an die Erfüllung meines Wunschbildes. Und täglich die gleiche Enttäuschung. Die gesunden Blutzellen wollten sich einfach nicht vermehren. »Sehr gut, sehr gut«, sagte der Primar immer lachend bei seiner täglichen Visite, auch wenn auf dem Papier kein Grund zu Optimismus vorhanden war. Trotzdem freute ich mich über seinen Zuspruch. Auf der anderen Seite interpretierte ich jeden finsteren Blick eines Arztes als sicheres Todesurteil. Es war eine Hochschaubahn der Gefühle. Angst und Hoffnung wechselten sich stündlich, ja minütlich ab. In der einen Sekunde war ich tot, in der anderen gesund.

Von den Ärzten wurde mir angekündigt, dass es mir während der Chemo schlechter gehen würde. Doch mein guter Zustand hielt an. Keine Übelkeit, keine Schmerzen. Ich saß beim Frühstück, ich saß beim Mittagessen. Reinhold, mein Zimmergenosse, sah mir neidvoll zu. Seit Beginn seiner Behandlung brachte er nur mehr selten einen Bissen hinunter. Mein guter physischer Zustand erleichterte mir den Glauben an die Gesundheit, die objektiv einfach nicht vorhanden war. Ich hatte noch andere Tricks auf Lager, mit denen ich mich von den »Kranken« abgrenzen wollte. War ich denn nicht selbst auch krank? Nein, ich definierte mich nicht als »Leukämiekranker«, wollte auch nicht so gesehen oder »behandelt« werden. In der Früh, sofort nach der Blutabnahme, zog ich meine normale Straßenkleidung an, Jeans und ein Hemd. Wenn keine Behandlung anstand, verließ ich so oft wie möglich die Station und begab mich auf Erkundungstour durch das riesige Spital. Ich bewegte mich so viel wie möglich. Im Eingangsbereich befand sich im ersten Stock eine Galerie. Ich lief die Stufen so oft es ging hinauf und hinunter, so oft es ging. Der Portier kannte mich schon als hyperaktiven Patienten. Ich wollte fit bleiben, musste mich stärken, solange ich noch dazu fähig war. Erschöpft, aber erfrischt kehrte ich in mein Zimmer zurück. »Komisch, du siehst gar nicht aus wie ein Kranker!«, sagt mir lachend Maria, eine liebe, kroatischstämmige Krankenschwester, bevor sie mich wieder an den Tropf anschloss. Ich glaube, dass war das schönste Kompliment meines Lebens.

Durchhalten

Die erste Chemo überstand ich ohne größere körperliche Beeinträchtigungen. Unzählige Nadelstiche, Infusionen und Spritzen wurden mir verabreicht. Irgendwann wurde es schwer, noch eine intakte Vene zu finden. Bis zu zehnmal am Tag wurde ich gestochen. Zusätzlich musste ich während meines ein halbes Jahr dauernden Spitalsaufenthaltes 15 Knochenmarkspunktionen über mich ergehen lassen. Um sehen zu können, wie gefährlich der Krebs ist, wurde mir in unregelmäßigen Abständen das Mark aus den Knochen gesaugt. Eine unfassbar schmerzhafte Prozedur, vor allem, wenn der Arzt wieder einmal die Wirkung der Lokalnarkose nicht abwarten konnte. Der liebe Zeitdruck!

Die erste Chemo brachte kein Resultat. Keine Verbesserung der Blutwerte, kein Anlass zur Hoffnung. Die Krebszellen waren noch so aktiv und gefährlich wie eh und je. Aus den zwei Wochen Pause vor der zweiten Chemo wurde nichts. Nach drei Tagen bereits begannen die nächsten Infusionen. Nach zwei weiteren beschwerdefreien Wochen plötzlich stechende Schmerzen an der rechten oberen Brust und am Rücken. Hatte ich falsch gelegen und mir einen Nerv eingeklemmt? Eine Bronchoskopie brachte es zum Vorschein: »Aspergillus«. Ein gefährlicher und in meinem Zustand oftmals tödlicher Pilz hatte sich in einem Lungenlappen angesiedelt. Von nun an gings tatsächlich bergab. Starke stechende Schmerzen, hohes Fieber. Nach drei Wochen konnte ich nichts mehr essen und auch nichts mehr trinken. Es kam alles wieder hoch. Fast vier Wochen keinen Stuhlgang, und kein Mittel half. Es schien, als würden alle Körperfunktionen ihren Geist aufgeben. Verzweiflung. »Durchhalten«, sagte der Oberarzt. Ich hielt durch, drei Wochen und Tonnen von Antibiotika später verschwanden die Symptome, der Appetit kam wieder. Das Ergebnis der zweiten Chemotherapie war minimal. Also wieder keine Pause, kein Urlaub vom Krankenhaus. Stattdessen die dritte Chemo. Die war nach der überstandenen Lungenentzündung fast wieder wie ein Spaziergang. Fast, denn jetzt setzte bei mir schon eine Art Lagerkoller ein. Ich war schon den vierten Monat kaserniert, ich musste endlich wieder einmal raus!

Erholung

Dann endlich war es so weit. Nach drei Chemotherapien war mein Immunsystem so weit, dass es die Freiheit außerhalb des Spitals ertragen konnte. Mittlerweile war es Hochsommer. Ich fühlte mich gut. Also ging ich laufen, fuhr mit dem Rad durch die hügelige Landschaft des Mühlviertels. Bewegung ist Sauerstoff, ist Leben, ist nicht gleich Krebs und Tod. Diese einfache Formel legte ich mir zurecht. Ist das Gute, ist die Wahrheit nicht immer einfach? Im Fernsehen sah ich einer Diskussion zu, in der drei Menschen von ihrem überstandenen Krebs erzählten. Sie alle hatten es mit Leistungssport geschafft. Das gab mir einen Impetus. Ungläubiges Staunen in meiner Umgebung. Wie macht der das? Der hat doch Leukämie, der hatte doch drei Chemotherapien, warum liegt der nicht im Bett? Ich lag nicht, ganz im Gegenteil. Ich hatte fünf Wochen Auszeit bekommen, um mich auf die letzte große Hürde vorzubereiten: die Knochenmarkstransplantation (KMT). Es war mir ein Bedürfnis, aktiv zu sein. Nicht nur das, ich fühlte mich wie neugeboren. Es war mir egal, wie ich aussah und dass ich eine Glatze hatte und meistens mit einer lächerlichen rot-weiß-gepunkteten Kappe umherlief. Sollten die andern doch schauen, es war mir egal. Ich konnte plötzlich wieder alles neu erleben, vor allem die Natur. Es war so, als hätte ich sie vorher gar nicht gesehen. Alles blühte, alles war voller Leben, jede Ameise, jeder Käfer faszinierte mich. Jede Stunde, jede Minute genoss ich in den vollsten Zügen. Ich war frei, konnte mich bewegen, ich wurde von niemandem gepiesackt.

Wer hat Angst vor der KMT?

Knochenmarkstransplantation. Dieses Wort alleine zerstörte mich. Ich wollte von Anfang an nur eines: dass mir das erspart bleibt. Die Hoffnung hielt ich lange aufrecht, genauso wie die Angst davor. Ich wusste ja nicht, dass es meine einzige Chance auf Heilung war. Ab dem Zeitpunkt, als mir Frau Dr. Hildegard Greinix von der Abteilung KMT, eine Koryphäe auf ihrem Gebiet, einen Termin in Aussicht stellte, war dann auch diese Angst weg. Jetzt hatte ich Gewissheit, jetzt konnte ich mich darauf einstellen. Geschwister als mögliche Knochenmarkspender fielen weg, denn ich hatte keine, also musste in der weltweiten Datenbank ein passender Fremdspender gesucht werden. Nach drei Monaten die frohe Botschaft: er ist gefunden. Ich begann schon während meiner fünfwöchigen Vorbereitungszeit konsequent mit dem autogenen Training. Ein Buch wurde mir geschenkt vom Ehepaar Simonton (Wieder gesund werden – siehe Literaturhinweise). Darin berichten die Autoren von ihren Erfahrungen mit der Behandlung von Krebspatienten. Diese hatten mit Entspannungsübungen und Visualisation die Krebszellen »bearbeitet«. Zum Beispiel, wie große weiße Zellen die bösen schwarzen Zellen bekämpfen und besiegen. Die Resultate waren beeindruckend: jene, die visualisierten, hatten größere Erfolge in der Behandlung. Zweimal am Tag legte ich mich nieder, entspannte alle meine Glieder, alles schwer, alles warm, visualisierte, wie ich in einem Isolierzimmer lag, wie ich mich gut fühlte, körperlich und geistig, wie ich die ganze Situation dort drinnen als leicht empfand. Zwanzig Minuten dauerte so eine Session. Erfrischt, kraft- und hoffnungsvoll erwartete ich das, was noch kommen sollte.

KMT. Als es so weit war, hatte ich keine Angst. Da war nur dieses mulmige Gefühl in der Magengegend, angesichts der Prozeduren, die auf mich zukamen. Jetzt stand das Leben auf dem Spiel, es ging um alles oder nichts. Die Wahrscheinlichkeit, dass ich das keimfreie Zimmer überhaupt lebend verlassen würde, lag bei kaum 50 Prozent. Was aber noch gar nichts über eine langfristige Heilung aussagte. Drei eng bedruckte Seiten mit allen möglichen Komplikationen musste ich durchlesen und danach unterschreiben. Ich überflog es und setzte meine Unterschrift darunter. Ich wusste nicht, wie die Sache ausgehen würde, aber ich hatte das bestimmte Gefühl, dass ich es schaffen würde. Dr. Gaiger hatte sich schon Wochen vorher viel Zeit für mich genommen und mir ganz genau den Ablauf der Prozeduren erklärt. Leider haben nicht alle Patienten dieses Glück. Für mich war es ein entscheidender Erfolgsfaktor, denn so konnte ich mich geistig und in der Meditation auf die neue Situation einstellen. Zigmal hatte ich das Szenario in den Wochen zuvor bereits durchgespielt: wie ich im Isolierzimmer liege, wie ich mich wohl fühle und ich alles gut überstehe. Irgendwie war ich selbst überrascht darüber, wie ruhig ich war. »Wir haben uns so gefürchtet«, sagte mir ein Arzt, nachdem ein positiver Ausgang bereits absehbar war. Er war es auch, der sich in der Früh ins Flugzeug setzte und am frühen Nachmittag mit dem frischen Knochenmark aus der Schweiz zurückkam. Danke, lieber Spender! Jeden Tag wurde ich untersucht und die heikelsten Gebiete des Körpers abgetastet, wie Lunge und Leber. Aber keine Entzündung, kein verdächtiges Geräusch. Der geringste Anlassfall könnte ja tödlich sein. »Unglaublich!« oder »Gratuliere!« kam es von den Ärzten. Ich war fast schon ein bisschen stolz auf mich. Auch die sonst üblichen Entzündungen im Mund- und Halsbereich blieben bei mir aus.

Ein Ergometer muss her!

Die Bestrahlungen fingen bereits eine Woche vor der KMT an. Ich lag mit einem mulmigen Gefühl unter diesem riesengroßen Bestrahlungsapparat und spürte nichts. Ungewöhnlich war, dass ich zum Unterschied zu den anderen Patienten keine Übelkeit verspürte. Ich war ein Müllschlucker. Mir wurde nicht schlecht von den Bestrahlungen, und das Essen schmeckte mir nach wie vor wunderbar. Das Stationspersonal registrierte es mit Erstaunen. Die anderen Patienten litten ab den ersten Bestrahlungen an großer Übelkeit und auch an Erbrechen. Bei mir zeigte sich nichts dergleichen. Auch als zusätzlich zu den Bestrahlungen die Hochdosischemotherapie anfing, änderte das nichts an meinem Appetit. Frühstück, Mittag- und Abendessen. Ich konnte und wollte darauf nicht verzichten. Das autogene Training und die Visualisierungen machte ich weiter. Ich legte »geistige Schutzschilder« über alle meine Organe und stellte mir vor, dass sie stark und unzerstörbar sind. Ich stellte mir die Ärzte vor, wie sie mir freudestrahlend zur gelungenen Transplantation gratulierten. Ich saß in Gedanken bereits in einem sommerlichen Gastgarten mit Freunden zusammen. Die Atmosphäre in meinen Gedankenbildern war unbeschwert.

Nach zwei Wochen fühlte ich mich immer noch gut und körperlich fit. Damit schien ich nicht in die Norm zu passen, was ein neues Problem aufwarf. Ich war dazu verdammt, die ganze Zeit in einem winzigen, wenige Quadratmeter großen Raum zu verbringen und mangels anderer Möglichkeiten im Bett zu liegen. Ich beschwerte mich über diesen Zustand und wies auf meinen ungehinderten Bewegungsdrang hin. Eine mir wohlgesonnene Krankenschwester machte den Vorschlag, mir einen Ergometer oder ein Zimmerfahrrad hereinzustellen. Man beriet über den Vorschlag, und zwei Tage später wurde es geliefert und direkt neben dem Bett aufgestellt. So oft es ging, das heißt in den kurzen Phasen, an denen ich nicht am Tropf hing und ich auch keine Untersuchungen hatte, saß ich darauf. Ich verausgabte mich, kam regelmäßig ins Schwitzen. Ein Arzt warnte mich, ich sollte die Sache nicht übertreiben, da in meinem Zustand leicht eine Ader in meinem Kopf platzen könnte. Ich wurde ein wenig vorsichtiger und beobachtete verstärkt meinen Körper. Aber das Abstrampeln tat mir gut. Die Physiotherapeutin, die mit mir jeden Tag Übungen machte, war verblüfft über meine Aktivitäten. Unter ihrer Anleitung sollte ich Arme und Beine heben. Ihre Trainingseinheiten bereiteten mir keine Schwierigkeiten.

Du bist einfach hinausspaziert!

Nach ungefähr drei Wochen ein Einbruch. Ich bekam hohes Fieber, es sank kaum einmal unter 40 Grad. Es dauerte zwei Wochen an. Zwei Wochen lang fand ich vor Hitze keinen Schlaf. Der Ergometer stand still, sogar zum Fernsehen fehlte mir die Kraft. Ich wollte nur schlafen, aber genau das konnte ich nicht. Mein Körper lief auf Hochtouren, im Kopf war ich erschreckend klar. Meine linke Körperhälfte war aufgedunsen vor Wasser, meine Füße doppelt so dick. Mein Kopf geschwollen und alle Adern in meinen Augen vor Anstrengung geplatzt. Ich muss ausgesehen haben wie ein Zombie, ich konnte es an den Augen meiner Besucher ablesen. Das war mir aber egal, ich hatte für Eitelkeiten keine Zeit und Kraft zu vergeuden. Dann ging es mir zwei Tage so schlecht, dass ich selbst zu zweifeln begann, ob ich es schaffen werde. Der Blutdruck stieg in ungeahnte Höhen, ich wollte raus, durfte aber nicht, was ich ja einsah. Eine Nacht lang habe ich Tanja, meine Lieblingskrankenschwester, traktiert. »Glaubst du, dass ich es schaffe?« Und jedes Mal antwortete sie: »Sicher schaffst du es!« Dieselbe Frage und dieselbe Antwort, die ganze Nacht hindurch. Währenddessen massierte sie meine aufgedunsenen und schmerzhaften Füße. Was hätte ich in dieser Nacht ohne sie gemacht?
Die Ärzte konnten keine Ursache für dieses Fieber finden. Heute bin ich der Überzeugung, dass dieses Fieber zum Heilungsprozess gehörte. Eine letzte Hürde musste genommen werden. Nach vier Wochen im Isolierzimmer die ersten Hoffnungsschimmer: die »guten« Zellen waren im Vormarsch. In der sechsten Woche bekam ich meine letzten Blutkonserven. Danach brauchte ich nie mehr eine, denn meine »hauseigene« Blutproduktion arbeitete wieder. Auch die Nebenwirkungen waren minimal. Ich begrüßte das Knochenmark Tropfen für Tropfen als meinen Freund und Lebensretter. Wie der rote Ein-Liter-Beutel so über mir hing, sprach ich in Gedanken: »Sei gut zu mir und heile mich.« Mein Körper nahm es an. Das Warten auf die gefürchteten Abstoßungsreaktionen war Gott sei Dank vergebens. Jetzt wurden meine anderen Vorstellungsbilder real: Freudestrahlen-

de Ärzte und Krankenschwestern. Interessanterweise ist noch vieles andere, das ich mir damals in Gedanken ausgemalt hatte, Realität geworden.

Ich konnte nach sechs Wochen, das war die kürzest vorgesehene Zeit, die Isolierstation verlassen. Irgendwie fühlte ich mich als Sieger, aber was hatte ich besiegt? »Du warst der erste Fremdspender-Patient, der da heil hinausmarschiert ist!«, erklärte Tanja, meine Lieblingskrankenschwester, ein halbes Jahr später. Nun sind bereits 13 Jahre vergangen, und dass ich »der Erste« bin, darauf kann ich eigentlich nicht stolz sein. Es ist viel mehr ein Staunen, was es nicht so alles gibt im Leben.

Nachwort

Schulmedizin und Ganzheitsmedizin

Krebs – eine Aufforderung zum Handeln?

Nicht rauchen, keinen oder wenig Alkohol trinken, gesunde Ernährung, wenig Sonnenbestrahlung, die Einhaltung diverser Gesundheits- und Sicherheitsvorschriften sowie Krebsfrühuntersuchungen. Die Europäische Union hat in einem »Kodex gegen Krebs« Faktoren aufgelistet, welche die Entstehung einer Krebskrankheit verhindern helfen sollen. Auf geistig-seelische Einflüsse wird nicht Bezug genommen.

Liest man die in diesem Buch aufgeführten Heilungen, dann muss man zu dem Schluss kommen, dass dieser Einfluss, vor allem für den Heilungsprozess, sehr wohl wichtig ist. Die meisten Geheilten haben dies erkannt und auch danach gehandelt. Ist es eigentlich vorstellbar, dass ein Patient, der sich passiv seiner Krankheit und der Behandlung durch seine Ärzte hingibt, auch gesund werden kann? Mancher Arzt würde sich wohl auch heute noch so einen »willigen« Patienten wünschen. Die Geheilten in diesem Buch waren jedoch oft unbequeme Patienten, sie stellten Fragen. »*Auch wenn ich krank bin, ich gebe meinen Verstand nicht ab!*« Oder: »*Ich selbst entscheide, ob ich die Chemo mache oder nicht!*« Sie wollten wissen, sie wollten mitentscheiden. Der »mündige Patient«.

Manchmal sieht es so aus, als seien Geheilte »Glückskinder«, »statistische Ausreißer« oder einfach nur optimal empfänglich für Medikamente. Andere sehen in ihnen starke Persönlichkeiten und letztlich Ausnahmeerscheinungen. Da sind Menschen wie zum Beispiel *Gerald Holl, Erwin Hofbauer* und *Andrea Fuchs,* die gegen die schwersten

Formen des Krebses mit den stärksten Chemotherapien ankämpften. Und hört man sie heute davon reden, klingt das beinahe wie ein Spaziergang. Aber man sollte sich nicht täuschen lassen: Sie sind durch die Hölle gegangen. Natürlich waren und sind sie mit einer unglaublichen mentalen Stärke ausgestattet, entwickelten eine unfassbare Willenskraft. Und man denkt sich unweigerlich: nur ein bisschen weniger davon, und es wäre möglicherweise nicht so gut ausgegangen. Nicht nur der Wille war ausschlaggebend, da war gleichzeitig eine innere Gewissheit, es auch schaffen zu können. Und sie hatten ein Ziel, das ihnen wiederum die Kraft gab, die härtesten Behandlungen zu überstehen. Viktor Frankl, der in seiner von ihm begründeten Logotherapie die »Sinnfrage« in den Mittelpunkt stellte, drückte es einmal so aus: »*Wer ein Warum hat zu leben, der erträgt fast jedes Wie.*« Die Geheilten hatte gute Gründe, wieder gesund zu werden. Der eine wollte unbedingt studieren, der andere hatte »noch viel vor«.
Aber sollen oder können sie auch Vorbilder sein, kann man aus ihren Erzählungen etwas lernen? »*Da hätte ich 500 Jahre alt werden müssen, um so weit zu kommen wie jetzt.*« Wenn Krankheit tatsächlich ein Lernprozess sein sollte und Krebs ein besonderer Studienzweig an der »Universität des Lebens« ist, könnte man hier vom Wissen und den Erfahrungen der »Besten« profitieren?

Krebspersönlichkeit?

In den 80er Jahren kam die These vom Vorhandensein einer »Krebspersönlichkeit« auf. Sie besagt, dass charakterliche Eigenschaften und bestimmte psychische Faktoren eine wichtige Rolle bei der Krebsentstehung spielen: Introvertiertheit, die Unfähigkeit, Ärger und Wut Ausdruck zu verleihen, oder auch übertriebene Aufopferungsbereitschaft. Konflikte werden vermieden, der Mensch »frisst« alles in sich hinein. Es entsteht chronischer psychosozialer Stress und Depression, die den Menschen immer mehr in eine hoffnungslose Situation hineintreiben.

Solche Haltungen und seelische Konflikte kann man natürlich nicht nur bei Krebspatienten finden, und sie werden auch nicht allein ausschlaggebend für die Entstehung eines Krebses sein. Darüber hinaus müssen genetische Faktoren, Vorerkrankungen, chemische oder physikalische Einwirkungen etc. berücksichtigt werden. Und vor allem die äußerst komplexe Wechselwirkung zwischen Immun-, Nerven-, Hormon- und Drüsensystem. Ein System, das ohnehin ständig darum bemüht ist, sich im Gleichgewicht zu halten. Ist dieses Gleichgewicht gestört, entsteht Krankheit. Das sagten schon die Urväter der Medizin, von Hippokrates bis Paracelsus. Für den Griechen Hippokrates war Gesundheit der Ausdruck der Gesamtharmonie eines Menschen. In der Antike herrschte noch Ganzheitsdenken und Betrachtung des kranken Individuums vor, die Methoden würde man heute als »psychosomatisch« bezeichnen. Bei Paracelsus findet man den gleichen Ansatz. Dieser Ansatz zieht sich durch alle Epochen und Kulturen, und immer hat es medizinisch außergewöhnlich Begabte gegeben, die viele Menschen zur Gesundheit führten, von Paracelsus über Kneipp bis zu Samuel Hahnemann, dem Begründer der Homöopathie. Auch wir stießen auf zahlreiche Ärzte und auch Naturheilkundler, die sich in besonders engagierter Weise ihrer Patienten annehmen, ihnen hilfreich zur Seite stehen und oft große Erfolge erzielen. Oftmals im Stillen, um nicht wegen ihrer »unkonventionellen« Methoden Aufsehen zu erregen. Die Ärztekammer sieht es nicht gern, wenn da einer sein eigenes Süppchen kocht. Die Patienten kümmert das wenig, sie sehen ja den Erfolg an sich selbst. Folglich schwören diese auf »ihren« Arzt. »*Meine Seele*«, wie ihn eine Geheilte nannte.

Die Entwicklung von Naturwissenschaften und Technik im Zuge der Aufklärung brachten grundlegende Veränderungen. Umfassenden Hygienemaßnahmen wurde immer mehr Bedeutung geschenkt, die Erforschung und Bekämpfung vormals tödlicher Krankheitserreger durch neue technische Untersuchungen, Antibiotika und Impfung wurde möglich. Dafür wurde der seelische Bereich mehr und mehr ausgeklammert, bis man ihn endgültig als unwesentlich betrachtete. Im 19. Jahrhundert erreicht die Diagnosemedizin und reine Behandlung des Körpers ihren Höhepunkt. Auch seelische Krankheiten mussten nun eine körperliche Ursache haben. Das Gespräch zwischen Arzt und Patient wird ersetzt durch Messdaten. An den Folgen dieser Sichtweise und der künstlichen Trennung von Körper und Geist »laboriert« die Schulmedizin bis heute.

Doch auch sie ist kein ganz in sich geschlossenes System. Die »*Psychoneuroimmunologie*«, eine medizinische Fachrichtung, in der die Erkenntnisse aus der Erforschung des Hormon- und Nervensystems, dem Gebiet der Psychologie und deren Einfluss auf das Immunsystem erforscht werden, gewinnt an Bedeutung. Wie durch diese Faktoren eine Krebskrankheit beeinflusst wird, damit beschäftigt sich wiederum die »*Pychoonkologie*«. In der Psychoonkologie werden die Methoden der klinischen Psychologie sowie psychotherapeutische Verfahren angewandt. Die Situation und der Bedarf der Erkrankten wird analysiert und anschließend versucht, sie durch lösungsorientierte Ansätze zu beheben. Entspannungsübungen und Gespräche mit dem Therapeuten sollen dem Patienten helfen, Ängste und Therapienebenwirkungen abzubauen. Als Teil des Medizinbetriebs setzt sich die Psychoonkologie selbst klare Grenzen, sie erhebt keineswegs den Anspruch, Krebs heilen zu können. Einerseits sind Phänomene wie der Placeboeffekt jedem Arzt bekannt, andererseits ist es ihm im täglichen Krankenhausbetrieb nicht möglich, die Einstellungen und Gefühle der Patienten in seine therapeutische Praxis einzubeziehen.

Von der Tumor- zur Ganzheitsbehandlung

Dennoch wird Krebs heute nicht mehr nur ausschließlich als lokale »Tumorerkrankung« betrachtet und behandelt, sondern auch gleichzeitig als Erkrankung des ganzen Organismus. Das Wissen über Vorbedingungen und innere Vorgänge beim Krebs breitet sich bei Patienten und Ärzten weiter aus. In der »ganzheitlichen« Sicht wird eine allgemeine »Krebsbereitschaft« als Voraussetzung für die Entstehung eines Tumors angesehen. Längst schon weiß man, dass in jedem Menschen permanent Krebszellen erzeugt, sie aber durch die Abwehrzellen eines intakten Immunsystems sofort vernichtet werden. Folglich könnten sich Krebszellen nur dann ansiedeln und vermehren, wenn die Funktion des »Gesamtsystems« geschwächt ist. Vor allem auch die Homöopathie lehrt und praktiziert diese »Ganzheitlichkeit«, bei ihr findet sich der Anspruch, alle zum Menschen gehörigen Informationen, ob seelischer oder körperlicher Natur, auszuwerten, um *das* Mittel für den Kranken zu finden, das ihn *gesamthaft* zur Gesundheit führen soll. Ein Teil der Geheilten dieses Buches war auch in homöopathischer Behandlung. Viele schwören darauf, die meisten sind von einer positiven Wirkung überzeugt. Man kann es auch aus den Heilungsberichten herauslesen: Hier ist der Tumor unerwartet schnell geschrumpft, dort schlug die Chemotherapie voll an. Und das erst zu einem Zeitpunkt, als die Homöopathie mit ins Spiel kam. Von Seiten der Schulmedizin wird ihr dennoch »Unwissenschaftlichkeit« vorgeworfen. Im öffentlichen Krebsdiskurs ist sie praktisch nicht vorhanden. Wir hingegen stießen im Zuge unserer Recherchen sogar auf Heilungsberichte von schulmedizinisch austherapierten und zum Sterben nach Hause geschickten Krebspatienten, die durch die professionelle Anwendung der Homöopathie ausgeheilt wurden (*siehe Buch von Jens Wurster; dieses Buch ist ein Buch für Mediziner, die dokumentierten Berichte sind aber auch für einen Laien höchst beeindruckend, Anm.)* Was ist das also für eine Wissenschaft, welche die Wirklichkeit nicht anerkennt?

Zuerst stirbt die Hoffnung und dann der Mensch

Nicht nur die Seele hat einen Einfluss auf den Körper, entscheidend ist wohl auch die Beziehung des Menschen zu seiner Umwelt. Und ob er die Hoffnung aufrechterhalten kann, wieder gesund zu werden. Wie beeinflusst also Hoffnungslosigkeit das Entstehen einer

Krankheit, wie beeinflusst sie den Krankheitsverlauf? Es zeigte sich in Studien, dass die Länge eines Krankenhausaufenthaltes bzw. die Rekonvaleszenz ganz entscheidend davon abhängen, ob die Kranken selbst die Hoffnung auf Genesung wiedergewinnen oder nicht. Aus den Versuchen mit Placebos weiß man, dass die seelischen Kräfte, der »Glaube«, stärker sein können als jedes andere Medikament, oder dass Medikamente erst dann richtig anschlagen, wenn der Patient eine positive Erwartungshaltung dazu hat.

Viele Krebskranke berichten von einer schweren Zeit, die sie vor ihrer Diagnose hatten. Andere von einem traumatischen Ereignis, viele Jahre zuvor, das nicht verarbeitet wurde. Ein Unfall, der Tod eines geliebten Menschen, der Verlust des Arbeitsplatzes. Letztlich kann sich nur er selbst über die Gründe und Ursachen im Klaren werden. Hilfestellung kommt von außen, vom »Vertrauensarzt«, vom psychologisch Geschulten, aus Gesprächen mit Freunden oder aus Büchern. Und es zeigt sich immer wieder: Viele Kranke haben das ganze Wissen in sich, während des Heilungsprozesses dringt es sukzessive an die Oberfläche. Und sie kommen zu unerwarteten Schlüssen: »*Die Krankheit habe ich bekommen müssen, das war ein Wink!*« Oder: »*Krebs war meine Art von Selbstmord!*«

Oftmals führen »glückliche« Umstände oder »Zufälle« dazu, dass die Krankheit manchmal frühzeitig entdeckt wird. Eine Geheilte erzählte zum Beispiel von einem schmerzhaften Husten, der mit Krebs nichts zu tun hatte, der aber zu einem Röntgenbild führte. Die Ursache für die Schmerzen war eine »angeknackste« Rippe. Auf dem Röntgenbild entdeckten die Ärzte zusätzlich eine »Raumforderung«, die sich als Lymphom entpuppte. Das alles zu einer Zeit, wo die Erkrankte unter extremem Stress und einer subjektiv ausweglosen Lebenssituation stand. Die Patientin konnte rechtzeitig behandelt werden und gilt nun als geheilt. Unser Körper spricht permanent zu uns, doch wer von uns hört auch immer zu? Doch viele trifft es im fortgeschrittenen Stadium. Der Verdrängungsprozess war so stark, dass durch ihn alle

Warnsignale ignoriert wurden. Denn diese waren sicher da, obwohl es dann heißt: »*Plötzlich war ich im Endstadium.*«

Allgemein geht man davon aus, dass es »leichtere« und »schwerere« Krebsarten gibt, also welche mit eher günstigerer und welche mit eher ungünstigerer Prognose. Und das »Endstadium« ist nun mal der Anfang vom Ende. Andererseits sind es manchmal genau diese schweren und »aussichtslosen« Fälle, die sich erfolgreich ihre Gesundheit zurück erkämpfen. Genau hier wurde der Kampfgeist erst richtig herausgefordert. »*Ich war sofort auf Kampf eingestellt!*« Der Mensch wächst mit seiner ihm gestellten Aufgabe, und möglicherweise wächst dann genau jene Kraft, die er zur »Lösung« seines »Problems« benötigt.

Auf jeden Fall sind es ähnliche Muster, die sich durch die Heilungsberichte ziehen. Fast alle Geheilten ergriffen Maßnahmen, um ihr Immunsystem zu stärken und um ihre Lebensenergie zu steigern. »*Warum sagt mir kein Arzt, wie ich das machen kann*?« Methoden wie Meditation, Yoga, Qigong oder Atemtherapie werden praktiziert. Manche fangen an, Sport zu betreiben. Viele schlugen einen spirituellen Weg ein, klärten ihre Lebensverhältnisse, wechselten den Beruf. Die meisten begannen auf ihre Ernährung zu achten oder diese ganz umzustellen. Die Stärkung und Entgiftung des Körpers durch Diäten und Vitaminkuren stand am Programm. Was sich als notwendig erweist, um die teilweise katastrophalen Nebenwirkungen der Strahlen- und Chemotherapie zu überstehen.

Was ist Heilung?

Was ist Heilung, was ist Gesundheit? Die Schulmedizin legte sich auf eine Fünfjahresfrist fest. Das heißt, wenn es nach fünf Jahren keinen Rückfall gibt, dann gilt der Patient als geheilt. Andere Ärzte sprechen hingegen niemals von Heilung, lediglich von »Remission«. Also lediglich einem vorübergehenden Verschwinden der Symptome. »*Der Patient fühlt sich vollkommen gesund*« (*aus Pschyrembel – Klinisches Wörterbuch*). Der »*Pschyrembel*« spricht hier auch nur von einer »*scheinbaren Heilung*«. Bei solchen Definitionen braucht es niemanden zu wundern, dass es Ärzte gibt, die einem Patienten überhaupt die Möglichkeit oder Fähigkeit zum Gesundsein absprechen. Wer kann tatsächlich eine »wirkliche« von einer »scheinbaren« Heilung unterscheiden? Ist diese Unterscheidung sinnvoll, gibt es überhaupt Heilung? Einmal krank, immer krank? »*Ich hab einen Stempel auf dem Hirn, da steht krebskrank.*« (Jürgen Müller) Kann man diese Stigmata auch wieder loswerden?

Denn da sind jene, denen die Ärzte noch ein halbes Jahr zu leben gegeben haben und die sich nach sieben Jahren nach wie vor in einem ausgezeichneten Zustand befinden. Diejenigen, die schwerste Behandlungen über sich ergehen ließen und sie heroisch überstanden haben. Die sich gegen ein ganzes System aufgelehnt haben, ein System, das sie abgeschrieben hat? Die erfolgreich gekämpft haben, auch wenn sie sich gelegentlich noch einer Behandlung unterziehen müssen. Ist das Heilung, oder ist es vielleicht sogar mehr als das? Gibt es eine größere seelische Leistung, wenn ein einzelner, schwacher Mensch sich gegen seine ganze Umwelt auflehnt und entgegenstellt? Und sagt: »Ich schaffe das!« Wie herzlos und präpotent wäre es, diesem Menschen zu sagen: »Tut mir leid, aber gesund bist du trotzdem nicht?«

Nimmt eine Krebskrankheit einen unerwartet positiven Verlauf, bezeichnen Ärzte dies als »spontane« Reaktion. Im Nachhinein wird es oftmals als späte Auswirkung einer Chemotherapie bezeichnet, oder die vorher schlechte Prognose wird revidiert, es habe sich lediglich um einen »leichten« Fall gehandelt. Oder gar der Placeboeffekt hätte seine volle Wirkung entfaltet. Was andererseits ein Armutszeugnis für die Medizin wäre, wenn so ein »einfacher« und »kostengünstiger« Mechanismus das bewerkstelligen könnte, wozu sie selbst nicht in der Lage war.

Letztlich entsteht der Eindruck, dass es darüber, wie so etwas zustande kommt, kein wirkliches Wissen gibt. Trotz der Millionen, die man in die Krebsforschung investiert hat, wurde bisher weder die Ursache noch das langersehnte Allheilmittel für Krebs gefunden. Nun liegen alle Hoffnungen bei den Genforschern. Werden sie das »Krebsgen« finden und ausschalten können?
Manche Geheilte sind aber fest davon überzeugt, die Ursache zu kennen: *»Der psychische Schock, ausgelöst durch den Unfall meiner Tochter, war die Ursache!«* Andere wiederum sehen in einer langandauernden Stresssituation, wie zum Beispiel einer *»schwierigen Ehe«* oder aussichtslosen Lebenssituation, die Gründe. Und manche sind felsenfest davon überzeugt: *»Krebs hat eine Ursache, und wenn man diese entdeckt, ist er heilbar!«*

Wege zur Gesundheit

Die Alternativen

Eine »Abstreiferin«, die »schlechte Energie« entfernt. »Geistheiler«, die »gute Energie« aussenden und übertragen. »Energetiker«, die mit ihren hellsichtigen und heilerischen Fähigkeiten Seele und Körper wieder in Einklang bringen. Viele halten das für Humbug. Der Kranke beginnt sich aber dafür zu interessieren, er will alle Möglichkeiten ausschöpfen. Denn was gibt es zu verlieren? Kräuterkundige erzählten uns, wie sie Krebskranken geholfen haben, aber das lieber nicht an die große Glocke hängen wollen. Diese »Ganzheitsmediziner« behaupten, dass uns die Krankheit auf etwas hinweisen will. Ist die Ursache gefunden, kann der Mensch geheilt bzw. »ganz« werden, die ursprüngliche Einheit und Ordnung von Geist, Seele und Körper wieder hergestellt werden. Dazu könne es aber nicht kommen, wenn lediglich die Symptome behandelt werden. Folglich stehen auch Heilkräuter, Teekuren, Vitamine auf dem Programm der Heilungssuchenden. Und natürlich und vor allem die Homöopathie.

Die Natur heilt, der Arzt hilft

Das grundlegende Wirkungsprinzip in der Homöopathie lautet *»Similia similibus curentur« (Ähnliches werde durch Ähnliches geheilt).* Die klassische Homöopathie beruht auf der Lehre ihres Begründers Hahnemann und die sich daran orientierenden Weiterentwicklungen dieser Heilmethode. Im Gegensatz zu vielen anderen Richtungen der Homöopathie wird in der klassischen Homöopathie immer nur ein Mittel auf einmal verabreicht. Und im Unterschied zur Schulmedizin will die Homöopathie mit der Natur, den Körper unterstützend, wirken. *»Medicus curat, natura sanat« (Die Natur heilt, der Arzt hilft ihr).* Die auftretenden Symptome werden in der Homöopathie als ein Versuch des Körpers gesehen, sich zu reinigen und zu gesunden. Die Arzneimittel werden nach gründlicher, oftmals mehrstündiger Aufnahme der Krankheitsvorgeschichte (Anamnese) nach dem individuellen Symptombild des Kranken ausgewählt. Aufgenommen werden alle Symptome, die den Patienten beeinträchtigen. Sogenannte »Verlaufsparameter« werden gemeinsam mit dem Patienten erarbeitet, täglich beobachtet und beurteilt (z. B. Gewicht oder Blutdruck). Viel Wert wird dabei auf die Mitarbeit des Patienten gelegt, der seine Eigenbeobachtung und Eigenwahrnehmung schulen kann. Zudem werden bei der Krebsbehandlung Kontrolluntersuchungen als unerlässlich angesehen, wie zum Beispiel die Bestimmung verlässlicher Tumormarker, Sonografie oder Kernspintomografie.

Versöhnung mit dem Körper

Zur Steigerung der Lebenskraft verhilft die *Atem- und Körpertherapie (www.dasatmen.at)*. Durch verstärktes Atmen wird die Körperkraft angeregt. Dabei spürt der Mensch deutlich Empfindungen, die er »ausdrücken« will und somit zur Lösung seiner »Erstarrung« kommt. Diese körperliche »Erstarrung« wurde durch Muskelkontraktionen aufrechterhalten, ausgelöst durch schlechte Erfahrungen, die ein Mensch im Laufe eines Lebens gemacht hat. Sie verhindert, dass sich die Lebensenergie ungehindert durch den Körper bewegen kann, die Durchblutung wird behindert und es kommt zu Fäulnis- und Zerfallszuständen sowie zu chronischen Entzündungs- und Schmerzzuständen. Die durch das Atmen gesteigerte Lebenskraft soll sich in Begeisterung, Freude, Lust am Leben und am individuellen Ausdruck und vor allem auch in körperlicher Gesundheit manifestieren. So wie auch die Psychotherapie, will die Atem- und Körpertherapie den Menschen mit sich selbst versöhnen und ihm seine Einheit zurückgeben.

Ähnliches gilt für fernöstliche Praktiken wie Qigong, Tai-Chi oder ähnliche Körperübungen. Sie helfen den Körper zu kräftigen, die Atmung zu verbessern und Ängste abzubauen. Als Begleitmaßnahme neben einer Behandlung wird es von vielen Ärzten empfohlen. Sie beinhalten bestimmte Körper- und Atemtechniken, Konzentration und Wahrnehmung des eigenen Körpers. Fähigkeiten, die viele Menschen neu lernen müssen, die ihnen helfen zu erkennen, was und welche Therapien in der Folge ihnen auch gut tun. Das »Gefühl« für den eigenen Körper wieder zu gewinnen, Intuition entwickeln. Was wiederum die Fähigkeit fördert, Entscheidungen zu treffen über mögliche Behandlungen und sie gegebenenfalls auch abzulehnen. Die Selbstbestimmung bewahren oder wieder zurückgewinnen.

Bewegung ist Leben

Eine Erkenntnis greift um sich: Sport heilt Krebs. Wissenschaftler verglichen Krebskranke, die regelmäßig Körpertraining absolvierten, mit jenen, die es nicht taten. Das Resultat zweier aufsehenerregenden amerikanischen Studien war mehr als eindeutig: Körperliche Bewegung verlängert das Leben von Krebspatienten und verringert die Wahrscheinlichkeit von Rückfällen *(Spiegel Nr. 5 v. 30.1.2006 – »Die Heilkraft der Bewegung«).* Galt bisher Bewegung eher als Mittel zur Vorbeugung von Krankheiten und altersbedingter Leiden, erkennen Altersforscher, Kardiologen und auch Onkologen, dass Körpertraining auch heilen kann. Die einfache Formel lautet: *Bewegung ist Leben.* Die Zellen werden mit Sauerstoff versorgt, Krankheitsverläufe von Diabetes bis Krebs werden umgedreht. Wurde in der Vergangenheit bei Krankheiten, insbesondere bei Krebs, körperliche Schonung verordnet, raten viele Ärzte nun vermehrt zu körperlicher Aktivität. Körperliche Anstrengung schwäche das Immunsystem, hieß es früher. Heute stellen Patienten ihr individuelles Fitnessprogramm zusammen. »*Jeden Tag eine halbe Stunde schnelles Gehen, um meine Stresshormone abzubauen.*« Bewegung stärkt das Immunsystem und damit die Krebsabwehr. Die amerikanischen Studien haben ergeben,

dass Brustkrebskranke länger leben, wenn sie Sport betreiben oder dass Patienten mit Darmkrebs weniger Rückfälle haben, wenn sie regelmäßig laufen. Erhöhte Sauerstoffzufuhr führt zum Wachstum von neuen, gesunden Zellen, und die biochemischen Abläufe im Körper normalisieren sich. Die Zahl der Abwehr- und der Stammzellen vervielfältigt sich, es gibt praktisch kein Organ, das nicht davon profitiert.
Wer häufig Sport trieb, litt weniger unter den Nebenwirkungen von Chemo- und Strahlentherapie, und sein Allgemeinzustand war besser. Patienten, die sich bewegen und aktiv sind, senden Signale aus: ich habe den Kampf aufgenommen, ich lasse mich nicht unterkriegen. Krebspatienten haben mit Depressionen und Müdigkeit zu kämpfen und können durch körperliche Aktivität dem entgegenwirken. Sie sind auch weniger anfällig für Komplikationen jeglicher Art, wie zum Beispiel der gefürchteten Lungenentzündung, als solche, die nur im Bett liegen. Es kommt zu einer vorbeugenden und heilenden »Durchlüftung der Lunge« mit frischem Sauerstoff. Der Kranke muss sich auf seine intakten Körperfunktionen konzentrieren, zusätzlich hat er das Gefühl, über sein Leben selbst zu bestimmen (siehe auch *Geo-Wissen Nr. 36, 2007, »Wir können dem Krebs davonlaufen«).*

Entspannte Bilder aus der Zukunft

Auf der geistig-seelischen Ebene werden ähnliche Ergebnisse durch Meditation erzielt. In sich gehen, in die Ruhe kommen durch tiefe Entspannung. Es gibt wohl fast so viele Meditationsarten, wie es Meditierende gibt. Viele Geheilte haben Entspannungsübungen praktiziert und haben meditiert. Sehr viele haben die Macht der Visualisation genutzt, haben sich vorgestellt, was sie machen werden, wenn sie gesund sind. Bilder wurden visualisiert, wie die Immunzellen als »weiße Krieger auf weißen Pferden« gegen die »schwarzen Krieger«, welche die Krebszellen symbolisieren, erfolgreich ankämpfen. Geistige »Schutzschilder« wurden über die Körperorgane gelegt, um sie vor den schädlichen Wirkungen von Röntgenstrahlen und Chemotherapie zu schützen. Pure Einbildung, oder wirkt das tatsächlich? Der amerikanische Arzt *Carl Simonton* und seine Frau *Stephanie (siehe Literaturhinweise)* gelten als Pioniere der Psychoonkologie. Sie begannen bereits in den 70er Jahren mit der von ihnen entwickelten Technik der »Imagination und Visualisierung«, Krebspatienten bei ihrem Heilungsprozess zu unterstützen. Dabei werden körperliche Heilungsvorgänge und Behandlungsmethoden in ihrer Wirkung unterstützt. Der Patient soll sich durch »gesundes Denken« zu seiner inneren Kraftquelle zuwenden, und er wird dabei unterstützt, Ziele und Perspektiven zu entwickeln und sie in die Zukunft zu projizieren. »Heilungsressourcen« wie Zuversicht, Freude und Hoffnung werden aktiviert. Das Ehepaar Simonton entwickelte ein Beratungsmodell für Krebspatienten, das als Hilfe zur Selbsthilfe angelegt ist (*www.simonton.de*).

Erfolgsrezepte der Geheilten

Mitleid – Nein danke!

Wie erging es aber den Menschen nach dem ersten Schock der Diagnose? Auch hier zeigen sich ähnliche Muster. Kaum einer der Geheilten hat sich länger mit Selbstmitleid aufgehalten oder mit dem Schicksal gehadert. »*Annehmen und durch*!« Interessant ist auch, dass die Kranken kein Mitleid wollen. Der Kranke merkt instinktiv, dass ihm das nicht gut tut und lehnt es ab. Er isoliert sich lieber, redet nicht darüber, außer mit positiven Menschen. Der Grund könnte sein, dass Mitleid immer »von oben« kommt. Es sagt: »Du bist so arm, du tust mir so leid« und »Ich bin gesund, du aber nicht«. Eine Verfestigung des bestehenden Zustands. Natürlich kommt es auch aus einem gewissen Ohnmachtsgefühl heraus, da der Angehörige meistens nicht weiß, wie er mit der Situation umgehen soll, während »Mitgefühl« auch andere Emotionen wie die Freude, und vor allem die Möglichkeit der Heilung, mit einschließt. Die Geheilten lehnten jegliches Mitleid ab, weil sie ihre Situation angenommen haben. Und weil sie gesund werden wollten.

Der Wille versetzt Berge

»Was willst du, dass ich dir tue?«, fragte Jesus die Kranken. Als sie es ihm sagten, heilte er sie genau von diesem Gebrechen. Müssen wir also auch immer wissen, was wir wollen, damit wir es bekommen? »*Die Botschaft wird gesendet: Leben oder Sterben. Der Körper richtet sich danach*!« Wir alle senden bewusste oder unbewusste Gedanken aus. Viele Geheilte begannen während ihrer Krankheit verstärkt auf ihre Gedanken zu achten, wollten nur mehr positiv denken. Und sie setzten sich ein Ziel. Das und das ist noch zu tun und zu schaffen. Und dann schafften sie es auch. »*Die Grenzen sind die, die wir uns selbst setzen*!«, sagte uns ein »energetischer Heiler«. Setzen sich manche die Grenzen zu eng? Hätten manche Geheilte nicht daran geglaubt, dass sie ganz gesund werden können, wären sie es dann auch geworden? »*Ich schaffe das!*« Oder: »*An dem sterbe ich nicht!*« Kein Arzt kann diese Bestimmtheit in einen Patienten legen, es muss schon aus ihm selber kommen.

Neue Lebensgewohnheiten

Man kann bei Krebspatienten zwei Extreme beobachten: die einen, die aktiv werden und sofort untersuchen, wie sie ihre Lebensgewohnheiten ändern und verbessern können. Die schädliche Verhaltensweisen, wie Rauchen oder Alkoholkonsum, sofort einstellen. Andere wollen einfach so weiterleben wie bisher, können nicht erkennen, warum gerade sie den Krebs bekommen haben und auch nicht gewillt sind, die Gewohnheiten umzustellen. Der Lungenkrebskranke, der munter weiter raucht, wird zum Symbolbild. Oft ist an solchen äußeren Erscheinungen der Lebenswille und der Glaube an die Gesundheit ablesbar. Bei den Geheilten dieses Buches gingen eine Umstellung der inneren und der äußeren Verhaltensweisen einher. Die Prioritäten wurden neu gesetzt. Viele Geheilte haben sehr darauf geachtet, sich nur mehr so gesund wie möglich zu ernähren.

Der Vertrauensarzt

Die Beziehung des Kranken zu seinem Arzt hat eine außerordentlich wichtige Bedeutung. Es zeigte sich, dass fast jeder Geheilte »seinen« Arzt hatte. Einen Mediziner oder sonst wie Heilkundigen, zu dem er vollstes Vertrauen hatte. Wo er das Gefühl hatte, wichtig zu sein. »*Ich hatte immer das Gefühl, er freut sich, wenn er mich sieht.*« Angesichts der Fülle an Patienten in einem Krankenhausbetrieb darf es nicht verwundern, dass so eine Beziehung selten möglich ist. Der Krebskranke hat sich, spätestens wenn er in die Institution Krankenhaus integriert wurde, in die Patientenrolle einzufügen. Damit einher gehen die Beschränkung der Privatsphäre, der Zwang im Bett zu liegen, ausgedehnte Wartezeiten vor den Untersuchungen und Behandlungen.
Hinderlich für eine gute Beziehung ist oftmals der spezielle berufsbezogene Habitus, mit dem sich viele Ärzte umgeben und mit dem diese »Götter in Weiß« eine Mauer zwischen sich und dem Kranken aufbauen. Und vergessen, dass der Patient ein Mensch ist wie sie auch. Der Patient muss sich auf die Suche nach Verbündeten machen, viele haben das Glück, »ihren Arzt« zu finden. Es entsteht oftmals eine Beziehung, die über das normale »Arzt-Patienten-Verhältnis« hinausgeht.
Und natürlich baut jeder Kranke auf die Unterstützung aus seiner engsten Umgebung, von Familie und Freunden. »*Fast jeden Tag hat mich jemand besucht.*« Die Anteilnahme, das heißt, das ehrliche In-

teresse am anderen. Von unschätzbarem Wert ist es, wenn dies der Arzt oder Heilkundige selber ausstrahlt. Eine »unschlagbare« Kombination: Sympathie für den Patienten, verbunden mit medizinischer Autorität. Da kann ein aufbauendes Wort wahre Wunder wirken. So etwas Ähnliches muss Paracelsus im Sinn gehabt haben, als er festhielt: »*Die höchste Arznei aber ist die Liebe.*«

Die Angst überwinden, aber wie?

»*Die Angst muss aus den Köpfen verschwinden*!« Das ist ein Satz von Erhard Freitag, dessen neuestes Buch folglich auch »*Ein angstfreies Leben*« (*siehe Literaturhinweise*) heißt. Aber für viele sagt sich das zu leicht, vor allem, wenn der Krebs da ist. »*Krebs war für mich gleichbedeutend mit Tod.*« Kein Wunder, lassen doch die Medien nichts unversucht, um uns diese Botschaft zu vermitteln. Berichte von Heilungen sind leider selten, aber wohl nicht darum, weil es sie nicht gibt.
Es ist noch nicht so lange her, da war es gang und gäbe, dass man dem Patienten das Wissen um die Schwere seiner Krankheit vorenthielt. Nicht nur das, er wurde mit allen möglichen und unmöglichen Mitteln »behandelt«, ohne dass dieser wusste, wie ihm geschah. Die Ärzte sahen es als überflüssig an, den Patienten zu informieren, sie selber kannten ja die Mittel, die sie einsetzten. Der Patient wusste nicht, was auf ihn zukommen wird, was in seinem Körper geschieht, welche Nebenwirkungen die Therapie hat. Folglich konnte er sich nicht darauf einstellen. Das hatte fatale Auswirkungen. Auch heute noch passiert es selten, dass den an Krebs Erkrankten die Therapiemaßnahmen erklärt werden. Viele Krebskranke pochen darauf, sie wollen zum »Mitwisser« werden. »*Ich wurde ein Student in Sachen Krebs. Wissen war beruhigender als Nicht-Wissen. Ich wollte mich nicht ohne eine zweite, dritte, ja vierte Meinung zufriedengeben.*« (*Lance Armstrong*).
Andere sind überzeugt davon, hätten sie nicht einen Arzt gehabt, der ihnen die Behandlung erklärt hat, hätten sie sich niemals richtig darauf einstellen können und es möglicherweise auch nicht geschafft.

Es ist eine Erfahrung, welche die meisten von uns schon gemacht haben: Die Angst vor dem Unbekannten ist immer größer als vor dem, worüber ich bereits etwas weiß. Den Kranken darf folglich die Wahrheit zugemutet und gleichzeitig die Hoffnung auf Heilung nicht genommen werden. Denn nur wenn alle notwendigen Informationen gesammelt sind, kann man sich auf das Bevorstehende einstellen, kann man Handlungen setzen. Wenn die Handlung auch nur daraus besteht, dass ich mich voll und ganz mit der mir angebotenen Therapie anfreunde und sie als Schritt zur Heilung betrachte. Aber wenn alle Informationen gesammelt wurden, ist der nächste Schritt der Glaube an den Erfolg der Behandlung: *»Aber eins wusste ich: Ich glaubte an das Glauben – um seiner selbst und seines wunderbaren Selbstzwecks willen. Fest zu glauben angesichts völliger Hoffnungslosigkeit, wenn einfach alles dagegen spricht. Ich beschloss, an mich selbst zu glauben, an die Ärzte, an die Behandlung, überhaupt an alles, an das zu glauben ich mir vornehmen würde. Das war das Allerwichtigste. Es ging gar nicht anders.« (Lance Armstrong)*

Es gibt viele Krankheiten, aber nur eine Gesundheit

»Gott sei Dank habe ich Krebs bekommen. Ich bin dankbar dafür.« Glücklich, Krebs bekommen zu haben? Glücklich, schwer leiden zu müssen? Für den Durchschnittsmenschen, für den Krebs ja das zu vermeidende Schicksalsszenario schlechthin ist, schwer zu glauben. Und noch schwerer zu verstehen. Ohne die Krankheit meinen manche, hätten sie weiter ein unbefriedigendes Leben geführt. Sie hätten das Leben, das sie heute führen, sonst niemals erreicht. *»Die Krankheit war die große Chance, mein Leben zu verändern.«* Und sogar mehrere der Interviewten sagten uns wortgleich und unabhängig voneinander: *»Das war ein Warnschuss meiner Seele*!« So gesehen wäre die Heilung der Seele also die Voraussetzung für die Genesung des Körpers. Fordert eine »höhere Macht« ihren Tribut?
Die Menschen in diesem Buch litten an unterschiedlichen Formen

von Krebs, und sie haben mit unterschiedlichen Methoden dagegen angekämpft. Das Ziel jedoch war immer das gleiche: die Heilung. Die einen vertrauten voll und ganz der Schulmedizin, die anderen setzten auf alternative Methoden, die meisten schwörten auf die Kombination von beidem. Egal welcher Weg eingeschlagen wurde, eine Gemeinsamkeit zeigte sich bei fast allen: eine starke mentale Kraft. Manche kämpften – nach der anfangs niederschmetternden Diagnose – schon sehr rasch und mit aller Kraft für ihre Gesundheit, andere wiederum brauchten viel Zeit dazu, ehe sie zu kämpfen begannen. Mit der Zeit wuchs der Glaube, dass Heilung möglich ist: *»Ich glaubte an das, was ich machte«* und *»Der Glaube versetzt Berge.«*
Faszinierend ist es zu sehen, wenn von Krebs Geheilte ihr »Know-know« weitergeben und so, wie zum Beispiel Edeltraud Haischberger, in ihrer täglichen Arbeit als »Energetiker« vielen, oftmals kranken Menschen helfen. Franz Mock hatte das Glück, sie kennenzulernen, und er bekannte: *»Die hat mich herausgerissen!«*

Ist es der Fortschritt der Medizin, der die Menschen gesund werden lässt, oder vielleicht doch das Wissen von immer mehr Patienten, dass sie selbst es sind, die den entscheidenden Beitrag zu ihrer Gesundung zu leisten haben? Auf alle Fälle lautet die Botschaft: Es gibt für jeden eine Hoffnung. Oder wie es *Dr. Götz Blome* in seinem Buch über die Bachblütentherapie (*»Mit Blumen heilen«*) zusammenfasst:

»Doch in welchem Zustand sich auch immer ein Organismus oder eine menschliche Existenz befinden mag: Stets stellt er die beste der noch verbliebenen Möglichkeiten dar. Jede Krankheit ist eine Art Rettungsaktion, die uns von einem falschen Weg abbringen soll und das zerstörerische Potenzial der gestauten Kräfte verringern soll. Sie ist der Versuch unseres inneren und äußeren Körpers, doch noch sein Ziel, nämlich Wachstum und Gesundheit, zu erreichen. ... Das Wachstum kann jederzeit stattfinden, denn es ist ein dynamischer, auf die Gegenwart bezogener Prozess. Er ist das Leben selbst. Deshalb können wir auch jederzeit, solange wir leben, gesunden.«

KONTAKTE UND ADRESSEN

Dr. med. Helmut B. Retzek
Oberbleichfleck 2
A-4840 Vöcklabruck
Tel.: 076 72/237 00
www.homeopathy.at

Clinica Santa Croce
Homöopathische Abteilung
Leitung Dr. Dario Spinedi
Via al Parco 27
CH-6644 Orselina
Tel.: 0041/91 7354 141
www.clinicasantacroce.ch

Klinik St. Georg
Meditherm Kliniken GmbH & Co. KG
Rosenheimer Straße 6–8
D-83043 Bad Aibling
Tel.: 0049/8061 398 0
www.klinik-st-georg.de

Institut für Hypnoseforschung
Erhard F. Freitag
Oberer Seeweg 6
CH-8597 Landschlacht Bodensee
Tel.: 0041/71 6954121
www.efreitag.com

Sr. M. Huberta Rohrmoser
Klein Erla 1
A-4300 St. Valentin
Tel.: 0664/250 56 44
www.marienschwestern.at

Jürgen Müller
Oberaschet 13
A-4600 Thalheim bei Wels
Tel.: 0699/10 25 33 77
E-Mail: alemao@viiva.at
www.boesartig.at

EMOTION – Erlebnisbauernhof für krebskranke Kinder
www.kumplgut.at

Ausbildungszentrum für Geistheilung und Naturheilung
Waidhofner Straße 6
A-3335 Weyer
Tel.: 0 676/638 13 35
E-Mail: seminare@haischberger.at
www.haischberger.at

DI Herbert Holzer
Obmann des »Vereins der Naturheiler«
www.naturheilung.at

Sayed Kadir
Massage und energetische Behandlungen
Oberer Markt 4
A-3335 Weyer
Tel.: 07355/7669 12 (Bitte nur zu jeder vollen Stunde anrufen.)
www.sayed-kadir.at

Dr. Thomas Kroiss
Speisinger Straße 187
A-1230 Wien
Tel. + Fax: 01/982 57 67
www.Gesundwerden.at
www.insulinbeikrebs.at

Univ.-Prof. Dr. Paul Sevelda
E-Mail: paul.sevelda@wienkav.at
www.lainz.at

Univ.-Prof. Dr. Alexander Gaiger
Hernalser Hauptstraße 15
A-1170 Wien
Tel.: 0676/760 67 40

ARGE Psychoonkologie der Klinik I für Innere Medizin
Medizin Universität Wien, AKH Wien
Leiter der Arbeitsgruppe: Univ.-Prof. Dr. Alexander Gaiger
Tel.: 01/40 400-4464

Survivors Österreich
Günther Berger
Tel.: 01/402 88 99
survivors@gmx.at
www.survivors.at

Informationen und Links
für Frauen mit Brustkrebs
www.pinkribbon.at

Österreichische Krebshilfe Dachverband
Wolfengasse 4
A-1010 Wien
Tel.: 01/796 64 50
E-Mail: service@krebshilfe.net
www.krebshilfe.net

Österreichische Kinder-Krebs-Hilfe
Tel.: 01/402 88 99
www.kinderkrebshilfe.at

Schweizer Krebshilfe
http://www.swisscancer.ch

Krebshilfe Deutschland
http://www.krebshilfe.de

Kontakt zu den Autoren
geheilt@gmail.com

LITERATURHINWEISE

Lance Armstrong, Tour des Lebens – Wie ich den Krebs besiegte und die Tour de France gewann, Lübbe-Verlag, ISBN 9783785720028

Richard Beliveau/Denis Gingras, Krebszellen mögen keine Himbeeren. Nahrungsmittel gegen Krebs. Das Immunsystem stärken und gezielt vorbeugen. Kösel Verlag, ISBN 9783466345021

Jörg Blech, BEWEGUNG, Die Kraft, die Krankheiten besiegt und das Leben verlängert, S. Fischer Verlag, ISBN 9783100044143

Gert Böhm/Johannes Wilkens, Misteltherapie bei Krebs – Die sanfte Revolution. Gezielt vorbeugen, lindern, heilen. Kösel Verlag, ISBN 9783466345007

Rudolf Breuß, Krebs – Leukämie und andere scheinbar unheilbare Krankheiten mit natürlichen Mitteln heilbar, Eigenverlag Rudolf Breuß, ISBN 9783000184079

Erhard F. Freitag, Kraftzentrale Unterbewusstsein, Verlag Goldmann, ISBN 9783442117406

Erhard F. Freitag, Ein angstfreies Leben, Verlag Carl Ueberreuter, ISBN 9783800073511

Louise L. Hay, Gesundheit für Körper und Seele, Verlag Ullstein, ISBN 9783548740973

Louise L. Hay, Wahre Kraft kommt von innen, Verlag Ullstein, ISBN 9783548740980

Caryle Hirshberg/Marc Ian Barasch, Unerwartete Genesung, Die Kraft zur Heilung kommt aus uns selbst, Droemer Knaur Verlag, ISBN 9783426268698

Perrine Huon, Zu jung, um zu sterben – Wie ich die Leukämie besiegte, Verlag Herder spektrum, ISBN 9783451056888

Theresia Maria de Jong, Krebs kann ein Anfang sein – Mein innerer Weg der Heilung, Patmos-Verlag, ISBN 9783491401051

Thomas Kroiss, Heilungschancen bei Krebs, Herbig Gesundheitsratgeber, ISBN 9783776624045

Lawrence LeShan, Diagnose Krebs: Wendepunkt und Neubeginn, Klett-Cotta Verlag, ISBN 9783608957945

Joseph Murphy, Die Macht Ihres Unterbewusstseins, Ariston-Verlag, ISBN 9783720526982

Jürgen Müller, Bösartig – Der härteste Kampf meines Lebens, Verlag Denkmayr, ISBN 9783902257734

Waltraud Riegger-Krause/Jin Shin Jyutsu, Die Kunst der Selbstheilung durch Auflegen der Hände, Südwest Verlag, ISBN 9783517068206

Mirjam Roepke-Buncsak, Es ist mein Leben, Naturheilkundliche Begleittherapien für Frauen mit Krebs, Knaur Taschenbuch, ISBN 9783426873496

Eva-Maria Sanders, Leben! Ich hatte Krebs und wurde gesund. Nymphenburger-Verlag. ISBN 9783485007658

Bernie Siegel, Prognose Hoffnung – Liebe, Medizin und Wunder, Ullstein Verlage, ISBN 9783548364049

Carl und Stephanie Simonton/James Creighton, Wieder gesund werden, Eine Anleitung zur Aktivierung der Selbstheilungskräfte für Krebspatienten und ihre Angehörigen, Rowohlt-Taschenbuchverlag, ISBN 9783499611520

Eva Steyrer, Diagnose Brustkrebs – ein Warnschuss meiner Seele. Eigenverlag. Zu beziehen unter E-Mail: stey@gmx.at, Buch-Homepage: http://geheilt.at

Jürgen H. R. Thomar, Die Krebskur total nach Rudolf Breuß richtig gemacht, Eigenverlag Jürgen H. R. Thomar, ISBN 9783000162862, www.breuss-kur.de

Andrew Weil, Spontanheilung, Die Heilung kommt von innen, C. Bertelsmann Verlag, ISBN 9783572009213

Jens Wurster, Die homöopathische Behandlung und Heilung von Krebs und metastasierender Tumore. Verlag Peter Irl, ISBN 9783933666192

BILDNACHWEIS

Fotos: Thomas Hartl, Reinhard Hofer und privat.

Danke!

Wir bedanken uns herzlich bei allen Personen, die an der Entstehung des vorliegenden Buches mitgewirkt haben.

Vor allem bedanken wir uns bei denjenigen Menschen, die sich für die Interviews zur Verfügung gestellt haben und durch die Preisgabe ihrer Krankheits- und Gesundungsgeschichte vielen anderen Betroffenen Hilfe, Hoffnung und Beispiel sein können. Es war für sie sicher nicht leicht, viele Jahre nach Überwindung ihrer Krankheit noch einmal so ausführlich über oft schmerzliche Erinnerungen zu sprechen. Ihnen allen gebührt unser größter Respekt und Hochachtung für die Stärke, den Mut und die Zähigkeit, die sie bewiesen haben.

Wir bedanken uns auch bei denjenigen Personen, deren Geschichte im Buch keine Aufnahme finden konnte. Auch ihnen gilt der allergrößte Respekt für ihren Weg. Gerne hätten wir alle Genesungsverläufe in das Buch aufgenommen, aus Platzmangel mussten wir einigen Personen leider absagen.

Danke auch an jene Ärzte und Alternativmediziner, die uns bei diesem Projekt behilflich waren.

Unser Dank gilt auch dem Verlag Ueberreuter, namentlich Matthäus Salzer und Thomas Zauner, für die vorbehaltlose Unterstützung und die Ermutigung, dieses Buch zu schreiben.
Besonderen Dank auch an Ursula Kothgasser für das gelungene Cover!

Thomas Hartl Reinhard Hofer